LE SCANDALE IVERMECTINE

Retrouvez toutes nos actualités
sur les réseaux sociaux :

Facebook.com/isedition
Twitter.com/is_edition
Instagram.com/is_edition

51 rue du Rouet. 13008 Marseille
www.is-edition.com

ISBN (Livre) : 978-2-36845-291-2
ISBN (Ebooks) : 978-2-36845-292-9

Responsable du Comité de lecture : Pascale Averty
Directrice d'ouvrage et corrections : Marina Di Pauli
Couverture / illustration(s) : Les Solot

Collection « Faits de société »
Directeur : Harald Bénoliel

JEAN-LOUP IZAMBERT

LE SCANDALE IVERMECTINE

COMMENT ET POURQUOI
ILS ONT BLOQUÉ L'ANTI-COVID-19

ISEDITION

AVERTISSEMENT

Ce livre-document n'est pas construit par chapitres. La raison en est simple : son écriture suit, jour après jour, l'enquête menée par l'auteur, journaliste d'investigation indépendant et écrivain :

– découverte de décisions injustifiées de dirigeants de l'Organisation mondiale de la santé (OMS), de l'Union européenne, du président et du gouvernement français comme d'administrations du ministère français des Solidarités et de la Santé sur un médicament, l'Ivermectine, dont les caractéristiques d'efficacité et de sûreté contre la maladie covid-19 sont dissimulées ;

– recherche des principales études scientifiques vérifiées publiées au fil des mois sur l'Ivermectine ;

– analyse du jeu trompeur de dirigeants de sociétés transnationales étasuniennes de la pharmacie avec les dirigeants de l'Union européenne et de l'OMS pour imposer leurs produits ;

– procès en cours contre ces dirigeants politiques et responsables d'administrations qui ont ainsi laissé mourir des dizaines de milliers de personnes au seul profit de fabricants de « vaccins » peu sûrs et potentiellement dangereux.

L'auteur montre, point par point, dans une succession de courts paragraphes très documentés, comment et pourquoi l'Ivermectine, médicament efficace et sûr, a été écarté du traitement de personnes atteintes de la covid-19.

Il répond ainsi aussi précisément que possible aux questions que ne manquera pas de se poser le lecteur en suivant étape par étape le cours de cette enquête surprenante sur cette affaire qui pourrait bien devenir le scandale sanitaire du siècle.

À la mémoire de Maryan Baquerot[1]*, universitaire, ancien directeur exécutif de la gestion et du management de l'Organisation mondiale de la santé, fonctionnaire compétent, intègre et humain, complice discret et amical de mes enquêtes (2001-2002) sur le fonctionnement des organisations internationales du système onusien.*

1. Maryan Baquerot est décédé brutalement en mai 2003, au moment de la publication de la première partie de mon enquête sur les organisations de l'ONU sous le titre *ONU violations humaines* (Éd. Carnot, avril 2003). La seconde partie sera publiée en août 2004 sous le titre *Faut-il brûler l'ONU ?* aux Éditions du Rocher, et la troisième partie en février 2017 sous le titre *Trump face à l'Europe* chez IS Édition (www.is-edition.com).

PRÉAMBULE :

AVEC OU SANS

Imaginez un pays de 3,28 millions de kilomètres carrés, six fois plus grand que la France ; un pays de 1,4 milliard d'habitants vingt-deux fois plus peuplé que l'Hexagone et trois fois plus que les vingt-sept États membres de l'Union européenne.

Imaginez ce pays dont les dirigeants, contrairement à ceux de l'Union européenne et de la France, ne suppriment pas des milliers d'emplois dans le secteur de la Santé, ne ferment pas les structures de soins et des milliers de lits d'hôpitaux, mais programment dans le budget 2021-2022 de l'État des investissements pour la santé à hauteur de 26,02 milliards d'euros (10,94 milliards d'euros en 2020-2021) ; un pays dont « *les soins de santé sont devenus l'un des secteurs les plus importants à la fois en termes de revenus et d'emplois* »[2].

---

2. Source : Indian Brand Equity Foundation – IBEF – (www.ibef.org). *À propos du taux de croissance de l'économie indienne et des statistiques*, avril 2021.

Imaginez ce grand pays, membre de l'Organisation de la coopération de Shanghai (OCS)[3] au cœur de grands projets parmi lesquels la création de 90 millions d'emplois non agricoles entre 2023 et 2030 ; un grand pays dynamique qui projette un objectif de croissance de son PIB de 11 % pour l'exercice 2022 quand celui de la France est de moins 8,1 %, celui de l'Union européenne de moins 6,21 %[4] et que ceux-ci, à la suite des États-Unis, s'enfoncent dans une crise économique et financière sans précédent.

Imaginez ce pays, fédération de 28 États, qui compte vingt métropoles entre 1,8 et plus de 18 millions d'habitants, une densité de population de près de 418 habitants au kilomètre carré, durement touché par la maladie covid-19 en 2020.

Dans ce grand pays très peuplé, des États vont faire le choix, comme les dirigeants de l'Union européenne et français, d'appliquer la « recommandation » de l'Organisation mondiale de la santé (OMS) du 31 mars 2021 *« de ne pas utiliser l'Ivermectine chez les patients atteints de Covid-19, sauf dans le cadre d'un essai clinique »*. Pourtant, l'Ivermectine est le médicament efficace, sûr et peu coûteux contre la covid-19.

D'autres États, au contraire, vont se référer aux nombreuses études scientifiques réalisées dans plusieurs pays et vérifiées par des pairs et utiliser massivement ce médicament dès le milieu de l'année 2020.

Résultats au bout de quelques mois ?

---

3. Lire *Trump face à l'Europe*, par Jean-Loup Izambert, IS Édition (www.is-edition.com).
4. Source : Banque mondiale (www.donnees.banquemondiale.org), *Croissance du PIB (% annuel)* – Union européenne, année 2020.

Sans l'Ivermectine, les premiers qui se sont alignés sur l'incroyable décision de l'OMS vont voir la maladie progresser et le nombre de décès exploser.

Avec l'Ivermectine, les seconds, qui feront confiance aux études scientifiques sur ce médicament avant même la décision de l'OMS, endigueront la pandémie en réduisant radicalement le nombre de malades et de décès[5].

Dès le mois d'avril 2021, le ministère indien de la Santé préconisera l'Ivermectine comme traitement de la covid-19. La République de l'Inde va alors être l'objet de multiples pressions de la part de dirigeants de l'OMS et de lobbies de sociétés transnationales de la pharmacie.

Le 10 mai, la scientifique en chef de l'OMS, Soumya Swaminathan, envoie un texte sur les réseaux numériques (tweet) rappelant la décision de l'OMS du 29 mars déconseillant l'utilisation de l'Ivermectine pour traiter les patients atteints de la covid-19.

Le 13 mai, la Haute Cour de Justice de Bombay, après un récapitulatif des données sur l'Ivermectine par un groupe d'experts médicaux des secteurs public et privé, et après avoir entendu les déclarations sous serment des gouvernements de l'État et de l'Union, confirme l'usage du médicament comme traitement contre la covid-19. Le vice-secrétaire d'État à la Santé, Vikas Gaunekar, déclare sous serment que « *diverses études menées dans différents pays ont montré que le médicament a un effet positif sur la prévention et le traitement/guérison des patients* ». De plus, dit-il, « *certains rapports ont révélé que l'analyse de l'OMS sur ce médicament est erronée et que*

5. *Inde : Covid et Ivermectine, suite*, par le Docteur Gérard Maudrux (www.blog-gerard.maudrux.fr), 28 mai 2021.

le taux de mortalité est en réalité beaucoup plus faible si ledit médicament est utilisé pour un traitement précoce, ainsi que pour la prophylaxie (traitement préventif) »[6].

Malgré le jugement de la Haute Cour de justice, les prises de position et surtout les résultats très positifs et incontestables obtenus avec l'Ivermectine, des dirigeants de l'OMS maintiennent leur campagne de désinformation contre le médicament.

Aussi, l'Indian Bar Association, l'association nationale du barreau indien, va-t-elle mettre en demeure la directrice scientifique de l'OMS à l'origine de cette décision, Soumya Swaminathan, de s'expliquer sur « *une campagne de désinformation contre l'Ivermectine en supprimant délibérément l'efficacité du médicament Ivermectine comme prophylaxie et pour le traitement de la Covid-19, malgré l'existence de grandes quantités de données cliniques compilées et présentées par des médecins et des scientifiques estimés, hautement qualifiés et expérimentés* ».

Puis, des plaintes sont déposées à l'encontre de plusieurs dirigeants de l'OMS. Parmi celles-ci, une action en justice ouverte le 25 mai 2021 contre la scientifique en chef de l'OMS, accusée d'avoir causé la mort de citoyens indiens en les trompant sur l'Ivermectine.

Une autre, du 13 juin, vise également le Directeur général de l'OMS et le Directeur général des services de santé (DGHS) de l'Inde[7].

---

6. Interview de Me. Dipali Ojha, émission *Les Debriefings*, *FranceSoir*, site internet www.francesoir.fr, *L'Ivermectine, utilisée en Inde avec succès, confirmée comme traitement Covid par la Haute Cour de Bombay*, 5 juin 2021.
7. Barreau indien, www.indianbarassociation.in, 13 juin 2021.

Un autre encore, le 30 du même mois, est déposée par le Secrétaire général du Conseil de sécurité des Droits de l'homme (HRSC) – une ONG basée en Inde –, Ashif Shaikh, contre le Docteur Soumya Swaminathan et d'autres pour *« leur complot et les infractions graves commises contre l'humanité lors de la pandémie de Covid-19 »*[8].

En France, le président de la République, le Premier ministre, son ministre de la Santé et des dirigeants d'administrations continuent de laisser s'aggraver la situation de malades qui pourraient être soignés et en laissent mourir d'autres en ne recommandant pas le traitement Ivermectine[9].

Voici comment et pourquoi les autorités politiques et administratives de l'Union européenne et françaises ont empêché une utilisation massive du médicament qui permet de soigner la covid-19. Avec à la clé des dizaines de milliards de dollars de profits pour les sociétés transnationales US de la pharmacie, fabricants de « vaccins ». Et un pourrissement de la vie des Français par une destruction économique et sociale dramatique du pays.

---

8. Barreau indien, www.indianbarassociation.in, 3 juillet 2021.
9. *Covid-19, un simple changement de méthode et c'est fini*, par le Docteur Pascal Sacré, anesthésiste-réanimateur spécialisé en soins intensifs. Article très complet et documenté publié sur le site internet www.mondialisation.ca, 3 janvier 2021.

L'ENQUÊTE

Le médicament pour soigner la covid-19 existe !
Il s'appelle Ivermectine.

Rien à voir avec l'Hydroxychloroquine ou d'autres tant ce médicament a déjà prouvé ses effets bénéfiques contre les maladies depuis plus de trente ans. Découvert en 1975, mis au point et utilisé pour la première fois sur l'homme en 1988, il a déjà permis de soigner et de sauver des millions de vies à travers le monde.

Médicament à spectre large, allait-il être également efficace et sûr contre la maladie provoquée par le virus SRAS-CoV-2[10] ?

C'est ce qu'ont cherché à savoir des chercheurs de plusieurs pays dès le début de la pandémie de la maladie covid-19, en janvier 2020.

---

10. Le nom du virus est en langue française : Syndrome Respiratoire Aigu Sévère-CoV-2 pour coronavirus 2 (SRAS-CoV-2). Équivalent en langue anglaise de Severe Acute Respiratory Syndrome (SARS-CoV-2). Selon la langue des intervenants et travaux scientifiques cités, le nom employé peut apparaître sous l'une ou l'autre forme.

De très nombreuses études réalisées et vérifiées par des pairs vont prouver qu'il peut aussi soigner la maladie du SRAS-CoV-2.

Les résultats de plusieurs méta-analyses (études Abdulamir et al., 2021 ; Kory, 2021 ; Lawrie, 2021 et bien d'autres depuis) sont tous concordants sur l'efficacité et la sûreté de l'Ivermectine pour traiter la covid-19 à tous les stades de la maladie.

Dès le mois de novembre 2020, la base de données mise en ligne sur internet à l'adresse www.ivmmeta.com répertorie toutes les études réalisées sur l'Ivermectine. Chaque étude y est présentée, analysée et des données statistiques synthétisent l'ensemble des résultats. Créée aux États-Unis par des doctorants, universitaires et scientifiques, elle est accessible gratuitement au grand public. Bien que ses comptes, qui ne publient que des analyses scientifiques soient censurés par Twitter[11] sans aucune notification ni explication, la plate-forme internet est régulièrement mise à jour. Sauf omission, www.ivmmeta.com est la base de données la plus complète et précise au monde sur l'Ivermectine.

Le traitement par l'Ivermectine sur des patients atteints de la covid-19 permet *« une baisse de la mortalité entre 65 % à 90 %, et*

---

11. Twitter est dirigé en juillet 2021 par Patrick Pichette, ancien vice-président principal et directeur financier de Google. Son conseil d'administration comprend notamment Mimi Alemayehou, senior vice president for public - private partnership chez Mastercard ou Robert Zoellick, ancien président du conseil d'administration d'Alliance Bernstein Holding LP et de Goldman Sachs. Ancien président du groupe de la Banque mondiale et Secrétaire d'État adjoint sous la présidence de George W. Bush, Zoellick est lié aux milieux impérialistes étasuniens. Partisan de la guerre contre l'Irak, il a notamment participé au Projet pour un nouveau siècle américain (PNAC) qui travailla au développement de l'influence US.

une baisse du risque d'infection en prophylaxie de plus de 80 %, ainsi qu'une diminution significative de la durée d'hospitalisation et du délai de guérison », indique de son côté Réinfocovid, l'un des principaux sites internet des professionnels de santé et scientifiques français[12].

Dans de nombreux autres pays, des médecins et chercheurs ont fait le même constat. Pourtant, vous n'en avez rien su, ou si peu...

Vous ne pouviez vous imaginer que des responsables politiques et administratifs dissimuleraient un traitement peu coûteux, efficace et sûr en pleine urgence sanitaire au profit d'autres, tous très chers qui, pour certains, s'avèrent inefficaces quand ils ne sont pas potentiellement dangereux.

Quel est ce médicament et pourquoi les autorités de l'Union européenne et françaises le marginalisent-elles au profit de produits géniques expérimentaux, bien plus chers et dangereux ?

Le scandale Ivermectine

Le scandale Ivermectine ?

Il est difficile de qualifier autrement le fait que des dirigeants de l'OMS, de l'Union européenne et tout particulièrement des responsables politiques et fonctionnaires français aient dissimulé les qualités d'un médicament pour lutter contre la maladie covid-19. Agissant ainsi, ils ont laissé la maladie prospérer alors qu'elle pouvait être stoppée massivement. Il en résulte une aggravation du nombre de malades et de leur situation comme du nombre de décès dont ils portent la responsabilité.

---

12. Source : Réinfocovid (www.reinfocovid.fr), *L'Ivermectine dans le traitement de la Covid ?* par le Collectif Reinfocovid, 16 mars 2021.

Le fait est d'autant plus scandaleux que l'efficacité, la sûreté et le peu d'effets secondaires de ce médicament sont non seulement prouvés par de très nombreuses études scientifiques, mais également par le traitement sur des millions de personnes dans d'autres pays non membres de l'Union européenne.

Scandaleux également car, dans le même temps où ils dissimulent ces données scientifiques et ces faits, ces politiciens et fonctionnaires mènent une campagne liberticide au pas de charge pour contraindre la population à se faire injecter des produits qualifiés de « vaccins » qui ne sont pas au point et s'avèrent surtout beaucoup moins efficaces et bien plus dangereux que l'Ivermectine.

Le lecteur ne peut imaginer que les dirigeants de l'Union européenne et français, politiques et administratifs, aient trompé à ce point l'opinion publique.

Aussi, avant de voir les origines et caractéristiques de ce médicament, comprendre comment il agit contre la maladie du virus SRAS-CoV-2, comment et pourquoi il a été écarté d'un traitement massif qui aurait permis au niveau mondial d'épargner des millions de malades et de décès, il est nécessaire de présenter l'importance de cette vérité qui, en ce début du mois de juillet 2021, ne fait que commencer de « remonter à la surface ».

Qui mieux que maître Dipali Ojha, avocate indienne diplômée de l'Université de Mumbai, qui a travaillé dans plusieurs cabinets d'audit internationaux (Deloitte, Ernst and Young et Pricewaterhouse-Coopers), spécialisée en gestion d'entreprise et finance, membre de l'Association nationale du barreau indien – l'Indian Bar Association (IBA) –, qui vient de déposer plusieurs plaintes contre des dirigeants de l'OMS et fonctionnaires pour dissimulation de preuves scientifiques, peut révéler les dessous de cette affaire ? Maître Dipali Ojha connaît d'autant mieux le sujet que son pays a été au cœur du débat sur la question du traitement de l'Ivermectine.

Dans son pays aussi, les lobbies de sociétés transnationales de la pharmacie et fondations étasuniennes ont multiplié les pressions de toutes sortes afin d'écarter l'Ivermectine du traitement de masse pour tenter d'imposer leurs « vaccins ». Ils échoueront et l'Inde les renverra dans leur foyer, comme elle le fit déjà par le passé. Certains dirigeants de quelques États ont cédé à ces pressions en appliquant la directive de l'OMS de ne pas utiliser l'Ivermectine. Mal leur en a pris : au bout de quelques mois, le nombre de malades et de décès par la covid-19 explosait quand les États recourant à l'Ivermectine endiguaient et venaient à bout de la maladie. N'en déplaise aux faiseurs de « vaccins miracles » étasuniens, les dirigeants de la République de l'Inde n'ont pas oublié les batailles de leurs ancêtres pour proclamer l'indépendance de leur pays par un beau 15 août 1947. Au mois d'avril 2021, en toute indépendance, le ministère indien de la Santé préconisera l'Ivermectine comme traitement de la covid-19. Pour arrêter sa décision, le ministère de la Santé de ce grand pays prendra en compte les nombreuses études scientifiques publiées à travers le monde sur l'efficacité de l'Ivermectine contre la covid-19. Mais il s'appuiera aussi, et surtout, sur les résultats remarquables obtenus par le traitement de millions d'Indiens dans les États de l'Union indienne par les médecins. Un vrai laboratoire géant fonctionnant 24 heures sur 24 dans lequel les médecins et les administrations se sont engagés résolument. « *Nous considérons comme un devoir solennel envers l'humanité de faire de notre mieux pour sauver des vies grâce à la sensibilisation autour de l'Ivermectine et d'autres médicaments qui sauvent des vies, qui se sont avérés efficaces* », me dit maître Dipali Ojha lorsque, courant août 2021, je m'entretiens avec elle de mon travail d'enquête et des actions qu'elle mène avec l'Indian Bar, l'association nationale des avocats indiens. Entretien[13].

Un maximum d'États ne suivront pas la recommandation de l'OMS

À quelle date approximative commence la pandémie de la maladie covid-19 et celle-ci se répand-elle rapidement dans la République de l'Inde ?

Me Dipali Ojha : Alors que des cas sporadiques ont été signalés dans l'État indien du Kerala vers la fin de janvier 2020, l'annonce du premier couvre-feu public est intervenue le 22 mars 2020, suivie d'une annonce de confinement national de 21 jours en raison de la pandémie de corona. L'Inde a connu deux vagues de pandémie de covid-19 jusqu'à ce jour – la première vague vers septembre 2020, et la deuxième vague vers mai 2021. Alors que la situation semble actuellement sous contrôle dans l'ensemble, il existe des rapports concernant une augmentation du nombre de cas positifs à la covid-19 dans quelques États. Mais, début août 2021, la situation générale est bonne.

Certains États de l'Union indienne vont suivre la recommandation de l'OMS du 31 mars 2021 de « ne pas utiliser l'Ivermectine en dehors des essais cliniques ». D'autres, comme l'Uttar Pradesh, Delhi, Goa, par exemple, vont au contraire l'utiliser massivement comme traitement préventif et curatif dès la mi-2020. Sur les 28 États de

13. Entretien avec l'auteur, août 2021.

l'Union, combien d'États utilisent l'Ivermectine dans le courant de l'année 2020 ?

Me D.O. : Selon les dernières informations disponibles, l'Ivermectine continue d'être incluse dans le Protocole national de prise en charge de la covid-19 depuis le 22 avril 2021 pour une utilisation chez les patients présentant des symptômes bénins ou en isolement à domicile. Un maximum d'États a adopté le Protocole national, à l'exception d'États comme le Tamil Nadu, l'Odisha, l'Arunachal Pradesh, etc. Cependant, les rapports du terrain indiquent que l'Ivermectine est prescrite par les médecins de toute l'Inde selon leur propre évaluation et jugement médical pour le traitement de la covid-19. Certains États populaires qui ont utilisé l'Ivermectine pour le traitement et la prévention du covid-19 sont l'Uttar Pradesh, le Bihar, le Bengale-Occidental, l'Uttarakhand et Goa, depuis août-septembre 2020.

La covid-19 régresse dans tous les États qui utilisent l'Ivermectine

Le ministère indien de la Santé a inclus l'Ivermectine dans le cadre du traitement de la covid-19 dès le mois d'avril 2021 et a confirmé sa décision à plusieurs reprises. Quelles différences apparaissent aujourd'hui entre les États qui ont suivi la « recommandation » de l'OMS et ceux utilisant l'Ivermectine ?

Me D.O. : Dans un article rédigé par le juge R. Hope MD le 1er juin 2021, la différence entre les cas positifs au corona dans les États qui ont utilisé l'Ivermectine par rapport aux États qui ont refusé d'utiliser l'Ivermectine est résumée comme suit (période couverte : avril à mai 2021) :

SR N°	Nom de l'État	Augmentation/ Diminution en pourcentage	Chiffres réels montrant la progression/réduction	Population estimée en millions
1	Delhi	- 97 %	28 395 à 956	20
2	Uttar Pradesh	- 95 %	37 944 à 2 014	230
3	Goa	- 85 %	4 195 à 645	1,6
4	Karnataka	- 60 %	50 112 à 20 378	67
5	Uttarakhand	- 87 %	9 642 à 1 226	11,4
6	Tamil Nadu	173 %	10 986 à 30 016	76,5
7	Odisha	50 %	4 761 à 7 148	45,5
8	Arunachal Pradesh	656 %	61 à 461	1,5
9	Tripura	173 %	92 à 854	4,1

L'article indique que les cas du Tamil Nadu (NdA : qui a suivi la recommandation de l'OMS et n'a pas utilisé l'Ivermectine) ont atteint le niveau le plus élevé en Inde et que les décès sont passés de 48 en avril 2021 à 474 le 27 mai 2021, soit une augmentation de dix fois. Pendant ce temps, les décès de Delhi au cours de la même période sont passés de 277 à 117.

« *L'Ivermectine a aidé à freiner la progression de la covid-19* »

L'Ivermectine a-t-elle permis d'enrayer la pandémie dans la République de l'Inde ?

Me D.O. : À partir des résultats disponibles et de nos expériences personnelles, discussions, contributions des médecins et interactions avec les personnes touchées et celles qui se sont rétablies de la covid-19, l'Ivermectine a aidé à freiner la progression de la maladie et à contrôler sa propagation dans la population sans effets secondaires graves.

Combien de jours dure le traitement avec l'Ivermectine et quel est son coût ?

Me D.O. : Selon le Protocole national du gouvernement de l'Inde, l'Ivermectine pourrait être utilisée chez les patients présentant des symptômes bénins à la posologie suivante : « *Envisager l'Ivermectine Tab (200 µg/kg une fois par jour, à prendre à jeun) pendant 3 à 5 jours (à éviter chez les femmes enceintes et allaitantes)* ». Une tablette d'Ivermectine (12 mg) coûte environ 40 INR en Inde (0,45 €).

L'OMS discréditée

La Haute Cour de Justice de Bombay a prononcé le 13 mai 2021 un jugement déclarant que l'Ivermectine figure au protocole de traitement après avoir pris en compte les déclarations sous serment des gouvernements de l'État et de l'Union. Or, les dirigeants de l'OMS continuent leur campagne de désinformation contre l'Ivermectine comme si les décisions de la justice indienne et des dirigeants de la République de l'Inde n'existaient pas. Quelle est la réaction du gouvernement indien pour contrer cette manipulation de l'opinion par la désinformation, qui a pour conséquence de semer le doute et de prolonger la maladie covid-19 ?

Me D.O. : Premièrement, la crédibilité de l'OMS et l'authenticité de ses recommandations semblent avoir perdu de leur valeur, car elles ont été discréditées après le jugement de la Haute Cour de Bombay. Le gouvernement indien prend ses décisions de manière indépendante et sans influence de l'OMS. De plus, notre gouvernement a décidé d'explorer d'anciennes thérapies médicinales alternatives et d'autres médicaments inoffensifs pour le traitement de la covid-19. Selon les sources fiables qui ne souhaitent pas être nommées à ce stade de la procédure, le gouvernement envisagera probablement de prendre des mesures suite aux plaintes déposées par l'Association du Barreau indien contre les responsables de l'OMS et d'autres. En outre, il existe un niveau accru de sensibilisation aux médicaments de traitement précoce comme l'Ivermectine. En plus de cela, l'Inde possède un riche patrimoine de thérapies médicinales alternatives et il existe un ministère nommé Ayush dans le gouvernement indien pour ces systèmes alternatifs de soins de santé et de guérison (www.ayush.gov.in). De plus en plus d'Indiens comptent et font confiance à ces systèmes alternatifs de médicaments. Par ailleurs, un nombre croissant d'Indiens a maintenant réalisé qu'il y a beaucoup plus que ce qui est visible concernant cette pandémie du coronavirus SARS-CoV-2.

Plaintes contre « *un large éventail de crimes et d'actes illégaux* »

Quelles sont les principales procédures judiciaires que vous avez lancées contre cette manipulation de l'opinion publique ?

Me D.O. : L'Association du Barreau indien a envoyé sa lettre de représentation au Premier ministre de l'Inde pour lui demander de donner suite à la plainte de 132 pages transmise par le Conseil de sécurité des Droits de l'Homme, une ONG enregistrée en Inde. Le requérant a demandé des poursuites et des sanctions pour meurtre pour des individus spécifiques soupçonnés d'être responsables d'avoir tué des personnes avec manipulation dans le cadre d'un complot visant à aider les mafias pharmaceutiques. Conformément aux lois en vigueur, l'obligation de poursuivre l'accusé relève de la responsabilité de l'État. Par conséquent, l'Association du Barreau indien a demandé au ministre de l'Intérieur de prendre des mesures sur ladite plainte. Celle-ci couvre un plus large éventail de crimes et actes illégaux, y compris la manipulation de l'opinion publique, les décès de jeunes filles tribales causés par des essais cliniques illégaux de vaccins contre le VPH[14] par une ONG financée par la Fondation Bill et Melinda Gates en 2009, les irrégularités constatées dans la pandémie actuelle – erreurs des tests RT-PCR, port de masques non scientifiques et vaccinations obligatoires.

---

14. Virus du papillome humain qui peut provoquer des lésions précancéreuses. Le VPH est notamment à l'origine des cancers du col de l'utérus.

Le cas de la République de l'Inde illustre de manière forte la différence entre les États qui pratiquent le traitement de la covid-19 avec l'Ivermectine et ceux qui suivent la recommandation de l'OMS « *de ne pas utiliser l'Ivermectine chez les patients atteints de covid-19* ». Ces derniers, comme les dirigeants de l'Union européenne et français, ont fait le choix criminel de ne pas entraver l'action du virus SRAS-CoV-2 et de ses mutations au détriment de la santé et de la vie de centaines de milliers de Français. Un choix qui les conduit dans le même temps à privilégier des produits présentés comme des « vaccins ».

Le double langage du ministre Véran

Les « vaccins » du président Macron, de son Premier ministre Castex et de son gouvernement ? Le Centre Territorial d'Information Indépendante et d'Avis Pharmaceutiques (CTIAP) du centre hospitalier de Cholet rappelle, parmi les nombreuses informations qu'il diffuse sur son site internet (www.ctiapchcholet.blogpost.com), que le ministre des Solidarités et de la Santé, Olivier Véran, se garde bien de dire médiatiquement ce qu'il écrit pour sa défense devant le Conseil d'État lorsque des citoyens lui demandent de s'expliquer. Ce ministre de la Santé, qui appelle publiquement et médiatiquement à la vaccination, reconnaît – beaucoup plus discrètement et beaucoup moins médiatiquement – que « *l'efficacité des vaccins n'est que partielle* », que « *dès le stade des essais de ces vaccins, il n'y avait donc pas de garantie d'immunité associée pour les personnes qui se le voyaient administré* » et que, cerise sur le gâteau, « *les personnes vaccinées sont aussi celles qui sont les plus exposées aux formes graves et aux décès en cas d'inefficacité initiale du vaccin ou de réinfection post-vaccinale, du fait d'une immunosénécence (...) ou de la virulence d'un variant »*[15]...

Les Français qui se sont fait vacciner en ont-ils été informés ? Les soignants qui leur injectent les produits à ARNm les ont-ils informés des possibles effets secondaires détectés, pour ne pas parler de ceux qui pourraient se manifester d'ici quelque mois ou quelques années et des décès qui leur sont liés déjà par centaines de milliers sur les seuls continents européen et américain à la mi-2021 ?

Qu'est-ce que l'Ivermectine ?

Le Collectif Réinfocovid de la coordination Santé libre[16], qui regroupe soignants, médecins de toutes spécialités, scientifiques et universitaires, a publié plusieurs articles sur l'Ivermectine. Que disent ces professionnels de la santé publique dans l'article qu'ils publient en mars 2021[17] ?

---

15. Source : Centre territorial d'information indépendante et d'avis pharmaceutiques (CTIAP), centre hospitalier de Cholet, Docteur Amine Umlil. *Vaccins contre la Covid-19. Allocution du Président de la République du 12 juillet 2021, 20 heures : Emmanuel MACRON oublie de révéler aux Français ce que le ministre de la Santé (Olivier VÉRAN) a écrit au Conseil d'État ?* Mémoire de défense de monsieur Olivier Véran transmis au Conseil d'État dans le cadre des recours introduits par des citoyens français « vaccinés », conclusions du 28 mars 2021. www.ctiapcholet.blogpost.com
16. Créée en janvier 2021 par les collectifs de médecins, de soignants, de spécialistes de tous domaines de la santé, de scientifiques, Santé libre s'oppose à la gestion gouvernementale de la crise et s'engage à défendre les patients et leurs médecins ainsi que les libertés publiques, en particulier la liberté de prescrire et la liberté de choix du patient face à la politique vaccinale.
17. *L'Ivermectine dans le traitement de la Covid ?* par le Collectif Réinfocovid (www.reinfocovid.fr), 16 mars 2021.

L'Ivermectine (IVM) est un médicament antiparasitaire à large spectre utilisé depuis plus de 30 ans pour le traitement et le contrôle des infections parasitaires. Chez l'homme, il permet notamment de traiter l'onchocercose (cécité des rivières)[18], les filarioses lymphatiques[19] et la gale (Õmura, 2008). Le contrôle de ces maladies par l'Ivermectine lui a valu d'être inscrite sur la « Liste des médicaments essentiels » par l'OMS. L'Ivermectine est également utilisée en médecine vétérinaire pour le traitement des endo- et ecto-parasites des animaux d'élevage.

William C. Campbell, biologiste parasitologue irlandais, et Satoshi Omura, de l'institut Kitsato au Japon, qui ont découvert et développé l'Ivermectine, ont reçu le prix Nobel de médecine en 2015 récompensant l'ensemble leurs travaux sur cette molécule (Crump and Omura, 2011).

L'Ivermectine, avec plus de 4 milliards de doses distribuées dans le monde au cours des 40 dernières années, possède un excellent profil

18. L'onchocercose est une maladie parasitaire cutanée et sous-cutanée due à un ver rond parasite qui peut vivre jusqu'à quatorze années dans le corps humain. L'infection oculaire est l'une des conséquences graves de l'infection. Les principales zones touchées sont l'Afrique inter-tropicale (99 % des cas), l'Amérique latine (Guatemala, Mexique, Équateur, Colombie, Venezuela, Brésil) et le Yémen. L'Ivermectine s'est révélée comme un traitement radical pour endiguer et faire régresser la maladie.

19. La filariose lymphatique est une maladie qui atteint le système lymphatique et peut entraîner une augmentation anormale du volume de certaines parties du corps, à l'origine de douleurs, de handicaps sévères et de stigmatisation sociale. À l'échelle mondiale, 893 millions de personnes dans 49 pays sont exposées à un risque de filariose lymphatique et nécessitent une chimioprévention en vue d'endiguer la propagation de cette parasitose. Source : OMS, Filariose lymphatique, 2 mars 2020.

de sécurité. De nombreuses études font état de faibles taux d'événements indésirables, dont la majorité sont légers, transitoires et largement attribués à la réaction inflammatoire de l'organisme à la mort des parasites contre lesquels le traitement est dirigé (Kircik et al., 2016).

Quel rapport avec la covid-19 ?

L'Ivermectine possède également des propriétés antivirales, antibactériennes, anticancéreuses et anti-inflammatoires. Concernant ses propriétés antivirales, l'Ivermectine a montré ses puissants effets antiviraux *in vitro* contre plusieurs virus à ARN, tels que le virus Zika, le virus de la grippe A, le virus de la maladie de Newcastle, le virus Chikungunya, le virus de la fièvre jaune, le virus de la dengue, le virus de l'encéphalite japonaise, mais également le VIH et les virus à ADN tels que le polyomavirus BK et l'herpès virus équin de type 1 (Heidary and Gharebaghi, 2020). Elle a donc rapidement été envisagée et évaluée comme un médicament possible du SARS-CoV-2 et fait l'objet de recherches approfondies dans le cadre d'essais cliniques (Gupta et al., 2020)[20].

Comment agit l'Ivermectine sur le SRAS-CoV-2 ?

Depuis le début de la crise, plusieurs études ont dévoilé les mécanismes d'action possibles de l'Ivermectine en traitement du SRAS-CoV-2.

---

20. *L'Ivermectine dans le traitement de la Covid ?* par le Collectif Réinfocovid (www.reinfocovid.fr), 16 mars 2021.

Explication scientifique :

« – L'Ivermectine réduit l'entrée du virus SARS-CoV-2 dans nos cellules, et donc l'infectiosité du virus, en se liant à la protéine Spike du SARS-CoV-2 et empêchant ainsi sa liaison avec le récepteur ACE-2 présent à la surface de nos cellules (Lehrer and Rheinstein, 2020).

– L'Ivermectine réduit la réplication de l'ARN viral du SARS-CoV-2 (Caly et al., 2020) en interférant avec plusieurs protéines requises pour la réplication du virus (Lehrer and Rheinstein, 2020 ; Sen Gupta et al., 2020), ainsi que l'enzyme RdRp (SARS-CoV-2 RNA-dependent RNA polymerase) (Swargiary, 2020).

– L'Ivermectine empêche le virus de « communiquer » avec le noyau de nos cellules : la protéine cargo du SARS-CoV-2 se lie à l'Importin (IMP) α/β1 de l'hôte afin de migrer dans le noyau et réduire la réponse antivirale de la cellule hôte. L'IVM interagit directement avec l'IMPα et empêche son interaction avec IMPβ1, empêchant ainsi l'hétérodimère Importin α/β1 de se lier à la protéine virale cargo du SARS-CoV-2 et donc son entrée dans le noyau (Caly et al., 2020 ; Yang et al., 2020). L'IVM bloque ainsi la reconnaissance du signal de localisation nucléaire (NLS) par le virus.

– L'Ivermectine exerce également des effets anti-inflammatoires en bloquant la voie inflammatoire NF-kB (le plus puissant médiateur de l'inflammation) et la production de cytokines (Zhang et al., 2008, 2009 ; Ci et al., 2009) et peut donc réduire la tempête cytokinique associée à la phase tardive de covid-19 »[21].

Parlons clair pour mieux comprendre

Le professeur Alessandro Santin, directeur du réputé Centre de recherche de l'Université de Yale, aux États-Unis, décrit de manière beaucoup plus simple la façon dont l'Ivermectine intervient[22] contre le virus SRAS-CoV-2 :

> ***« L'Ivermectine possède plus d'un mécanisme d'action potentiellement efficace contre la Covid-19. »***

L'Ivermectine agit contre tous les variants :

> *« L'un des principaux est sa capacité à se fixer à la protéine Coronavirus Spike 1 en plusieurs points stratégiques utilisés par le virus pour se lier et pénétrer dans nos cellules. Pour cette raison, contrairement aux anticorps monoclonaux, il peut agir contre toutes les variantes. »*

---

21. *L'Ivermectine dans le traitement de la Covid ?* par le Collectif Réinfocovid (www.reinfocovid.fr), 16 mars 2021.
22. *Santin (Yale) : sorprendente efficacia dell'Ivermectina contro il covid – Santin (Yale) : efficacité surprenante de l'Ivermectine contre le covid*), interview exclusive du Professeur Alessandro Santin, directeur du Yale University Research Center aux États-Unis, par Alessandro Pedrini pour Affaritaliani.it (www.affaritaliani.it), 18 mars 2021.

L'Ivermectine réduit l'attaque du virus :

« Ce faisant, il empêche le virus de se fixer sur l'ACE2[23] *- qui est la principale porte d'entrée du virus dans nos cellules - et cela lui permet de réduire la capacité du virus à pénétrer dans notre corps. Si la Covid reste en dehors de nos cellules, il devient une proie facile pour notre système immunitaire qui peut s'en débarrasser beaucoup plus facilement. »*

Comment agit le SRAS-CoV-2 dans le corps :

« Une fois qu'il a pénétré dans nos poumons et les a endommagés, le virus pénètre dans le sang et voyage dans notre corps transporté par les globules rouges et les plaquettes qui sont en très grand nombre dans notre sang [...] Lorsque le virus se réplique dans les cellules endothéliales des vaisseaux, il les enflamme et crée des agrégats collants de globules rouges et de plaquettes [...] Ces masses denses de petits caillots gonflent ensuite progressivement et bloquent les vaisseaux de plus en

23. « *L'ACE2 est une protéine présente à la surface de nombreux types de cellules. C'est une enzyme qui génère de petites protéines qui régulent ensuite les fonctions dans la cellule. En utilisant la protéine en forme de pointe à sa surface, le virus SARS-CoV-2 se lie à ACE2 - comme une clé insérée dans une serrure - avant l'entrée et l'infection des cellules. [...] L'ACE2 est présent dans de nombreux types de cellules et tissus, notamment les poumons, le cœur, les vaisseaux sanguins, les reins, le foie et le tractus gastro-intestinal. Il est présent dans les cellules épithéliales, qui tapissent certains tissus et créent des barrières protectrices.*» Source : *What is the ACE2 receptor, how is it connected to coronavirus and why might it be key to treating Covid-19 ? The experts explain (Qu'est-ce que le récepteur ACE2, comment est-il connecté au coronavirus et pourquoi pourrait-il être la clé du traitement du Covid-19 ? Les experts expliquent), The Conversation* (www.theconversation.com), 14 mai 2020.

plus gros. Lorsque cela se produit dans les poumons, cela provoque un manque d'oxygène qui endommage donc tous nos organes tels que le cerveau, le foie, les reins et le cœur, en particulier chez les personnes âgées, les diabétiques et les personnes atteintes de maladies antérieures. »

L'Ivermectine empêche le virus de s'accrocher aux cellules du corps :

« L'un des mécanismes fondamentaux pour lesquels l'Ivermectine agit chez les patients est qu'elle "met un mur" (un bouclier) entre notre corps (globules rouges, plaquettes et vaisseaux) et le virus, et ne lui permet donc plus de s'accrocher à nos cellules. Il facilite ainsi la circulation des globules rouges qui transportent l'oxygène dans les vaisseaux sanguins. L'Ivermectine semble être capable de rompre rapidement le lien entre le virus (la clé Spike) et ses récepteurs (la porte ACE2 [...], et ainsi les patients recommencent miraculeusement à respirer, et à s'oxygéner de nouveau normalement dans 24 - 48 heures. C'est aussi ce qui se passe dans le reste de la micro-circulation de tout le corps et conduit à l'amélioration rapide de la fonctionnalité des différents organes [...] »

L'Ivermectine est efficace de manière préventive et à tous les stades de la maladie :

« En résumé, la raison pour laquelle l'Ivermectine est efficace dans les différentes phases du Covid est qu'elle a non seulement un effet antiviral, mais agit également en tant qu'agent antiplaquettaire (similaire, mais plus spécifique que celui de l'héparine et de l'aspirine). Et enfin, elle a un puissant effet anti-inflammatoire similaire à celui de la cortisone, mais pas immunosuppresseur comme celui de la cortisone. »

Lors de cet entretien, **au mois de mars 2021**, avec le journaliste spécialisé Alessandro Pedrini, le professeur Santin indiqua que « ***plus de 40 études cliniques réalisées dans différentes parties du monde ont montré que l'Ivermectine est non seulement extrêmement efficace pour réduire la virémie au cours de la phase initiale de l'infection, mais également active au cours de la phase secondaire*** ». Alessandro Santin précisa alors « *avoir été surpris par les effets thérapeutiques de l'Ivermectine* » : « *Je ne m'attendais pas,* dit-il, *à ce qu'un médicament approuvé il y a plus de 35 ans avec d'autres indications puisse vraiment être aussi efficace et bien toléré chez les patients Covid.* »

En réalité, si la plupart des médias français d'information politique et générale se limitent aux communiqués officiels du gouvernement et d'administrations appelant à une vaccination de masse en laissant de côté cette importante découverte, dans de très nombreux pays l'Ivermectine reçoit le soutien des scientifiques et de médecins. Si les autorités françaises font la sourde oreille, des chercheurs et médecins s'engagent pour porter l'affaire sur la place publique. Et il faudra quand même que le gouvernement et les dirigeants d'administrations, qui ont écarté les résultats positifs de ce médicament qui aurait empêché le désastre français, s'expliquent sur les raisons de leur décision.

Maître Jean-Charles Teissedre ouvre la première action en justice pour réhabiliter l'Ivermectine

Le 28 décembre 2020, maître Jean-Charles Teissedre, avocat du Barreau de Montpellier, spécialisé en Droit pénal international, représentant plus de 500 médecins au travers du Syndicat des Médecins d'Aix et Région (SMAER), de l'Association Internationale pour une Médecine Scientifique Indépendante et Bienveillante (AIMSIB), de l'association BonSens.org – composée notamment de médecins et de scientifiques – et de 19 médecins agissant personnellement, adresse un courrier à l'Agence nationale de sécurité du médicament et des produits de santé (ANSM). Il demande à l'agence du ministère de la Santé de considérer une recommandation temporaire d'utilisation (RTU) pour l'Ivermectine comme traitement pour la maladie covid-19.

Explication : la RTU concerne des médicaments aux effets connus ayant déjà une autorisation de mise sur le marché (AMM), alors que l'autorisation temporaire d'utilisation (ATU) concerne des médicaments sans AMM. En conséquence, une ATU est plus difficile à obtenir qu'une RTU. Le ministère des Solidarités et de la Santé indique que « *le protocole d'utilisation thérapeutique de la RTU propose un cadre à l'utilisation hors AMM du médicament en préconisant notamment une posologie, une durée de traitement, une population cible [...] La RTU est assortie de l'obligation pour le laboratoire de mettre en place un suivi des patients traités portant sur l'efficacité et la sécurité de l'utilisation hors AMM concernée pour permettre à l'Agence (ANSM) de réviser la présomption de rapport bénéfice/risque sur lequel la RTU est fondée, et le cas échéant de la suspendre ou de la retirer sans délai* »[24]. Concernant l'Ivermectine, la demande de RTU se justifiait par le fait que ce médicament a déjà fait ses preuves pour soigner différentes maladies à travers le monde et peut être utilisé pour la première fois contre la nouvelle maladie covid-19.

---

24. Ministère des Solidarités et de la Santé, *Recommandations temporaires d'utilisation (RTU)*, publié le 14 février 2017.

Ne pouvant obtenir de réponse précise de l'ANSM, maître Jean-Charles Teissedre ouvre la première action en justice en faveur de l'Ivermectine en France et sans doute dans le monde. Celle-ci est menée depuis le 29 octobre 2020 par son cabinet, date à laquelle le juge des référés[25] du Tribunal administratif de Paris accuse réception d'un « référé mesures utiles » c'est-à-dire une demande au juge de toute mesure utile avant même que l'administration ait pris une décision.

Dans un premier temps, agissant pour le compte de l'*Association Victimes Coronavirus Covid-19*, maître Teissedre procède auprès de ce tribunal afin que *« le ministre de la Santé saisisse l'agence du médicament et demande la délivrance des autorisations adéquates en faveur notamment de l'Ivermectine »*.

L'audience qui se tient le 6 novembre 2020 à 14 heures 30 dans les locaux du tribunal de la rue Jouy construits en 1660 a des relents de justice de l'Ancien régime. Lors de cette audience, le ministre de la Santé n'est ni présent ni représenté. La magistrate, constatant que maître Teissedre est seul, exprime son étonnement de voir que le ministre ne s'est pas fait représenter, d'autant qu'aucun mémoire n'a été déposé par les services du ministère, ce qui est encore plus rare. La demande posée serait-elle à ce point embarrassante que le ministre refuse de venir s'expliquer ? Grande clémence de la magistrate : le représentant du ministre est même attendu jusqu'à 15 heures 15. Près d'une heure d'attente. En vain ! À coup sûr, le simple citoyen convoqué par un tribunal qui ne se présenterait pas, ne se ferait pas représenter et ne déposerait pas de conclusions ne

25. Référé : procédure d'urgence motivée dans laquelle les délais d'instruction sont plus courts.

sera certainement pas traité comme le ministre Véran... La magistrate va-t-elle reporter l'audience et, soucieuse d'écouter les parties pour juger, adresser une mise en demeure de comparaître au ministre ? Non. Elle va au contraire se faire ostensiblement l'avocate du ministre en indiquant à l'avocat de l'association qu'elle allait devoir elle-même faire les recherches et se renseigner, dans le secret du délibéré, auprès de... l'ANSM ! Deux heures plus tard, le verdict tombe. Il est évidemment sans surprise : c'est un rejet. Cet épisode nous rappelle que la France est l'un des derniers États du continent européen pour l'efficacité de son système judiciaire[26].

Maître Teissedre, qui a l'expérience des affaires délicates, entouré par un nombre croissant d'experts et de scientifiques de haut niveau, ne désarme pas. À l'image de maître Marc Bonnat, célèbre avocat du Barreau de Genève avec lequel j'eus le plaisir de fréquenter clandestinement les quartiers d'une prison suisse pour VIP lors d'une autre enquête, maître Jean-Charles Teissedre va passer au peigne fin tous les éléments de ce dossier. Un dossier complexe et embrouillé à souhait qu'il va décortiquer, pièce par pièce, pour l'améliorer comme le fit son confrère suisse, dans les années 1995, lors du krach boursier de 40 banques. Tenace et minutieux, ce Montpelliérain accro de justice et de travail cherche à saisir le fil d'Ariane qui lui permettra d'obtenir des autorités qu'elles prennent enfin position sur le traitement par l'Ivermectine.

Après le Tribunal administratif, direction le Conseil d'État.

Maître Teissedre saisit le Conseil d'État d'un référé-liberté avec le même objet : obliger l'ANSM, via le ministre qui en a le pouvoir en

26. . Lire *La justice ? Quelle justice ?*, rubrique « En savoir plus ».

vertu des dispositions du Code de la Santé publique, à examiner une RTU pour l'Ivermectine.

L'audience va se tenir le 25 janvier 2021 devant le Conseil d'État. Sont présents trois fonctionnaires, deux représentants de l'ANSM et – enfin ! – un représentant du ministre de la Santé. « *L'ANSM et le ministère ont cette fois produit deux mémoires* », précise maître Teissedre. Une bonne chose tant il paraît évident à la lecture des faits de cette enquête que les écrits et propos des autorités qui bloquent le traitement Ivermectine mettront plus tard à nu leurs responsabilités dans l'aggravation de la crise sanitaire. À l'issue de celle-ci, l'ANSM s'engage à donner une réponse circonstanciée dans les meilleurs délais sur « *le besoin d'une RTU* ». Deux mois plus tard, le 31 mars suivant, et après deux mises en demeure, sa directrice générale, le docteur Christelle Ratignier-Carbonneil, rend enfin sa décision par une lettre de neuf pages adressée à maître Teissedre.

HCPS, HAS, ANSM : une lecture très sélective des « *données disponibles* »

Elle y affirme pour l'ANSM qu'« *en raison des données disponibles à ce jour* », elle ne peut « *répondre favorablement à la demande de RTU* ». Et souligne « *la nécessité de mettre en œuvre de larges études cliniques randomisées en vue de conclure sur la base d'une méthodologie adaptée à la possible utilisation de l'Ivermectine dans le contexte de la maladie Covid-19* »[27].

---

27. ANSM, *L'ANSM publie sa décision sur la demande de RTU pour l'Ivermectine dans la prise en charge de la maladie Covid-19*, publié le 1er avril 2021, mis à jour le 5 mai 2021.

Pour soutenir sa décision, l'ANSM cite quelques études cliniques « *réalisées en traitement curatif [...] et en prophylaxie, avec différentes doses et schémas posologiques testés [...] avec dans certains cas en association avec d'autres molécules* ». Mais, surtout, l'agence fait référence à un avis du Haut conseil de la santé publique (HCSP) du 23 juillet 2020 et à un rapport de la Haute autorité de santé (HAS) du 25 février 2021. Le premier conclut que « *l'utilisation de cette molécule est non envisageable sans étude de phase I. Les données disponibles de la littérature ne permettent pas à l'heure actuelle de proposer cette molécule en dehors d'essais cliniques* »[28]. Le second document de la HAS concerne un état des lieux sur l'Ivermectine qui rapporte également des extraits du rapport du HCPS avec pour conclusion : « *À ce jour, la preuve d'efficacité de l'Ivermectine dans le traitement de la Covid-19 n'est pas établie dans des études de phase III contrôlées, randomisées. Aucune recommandation ne préconise leur utilisation en dehors d'un encadrement dans un essai clinique* »[29]. Sans doute trop « hautes » pour lire la documentation scientifique essentielle sur cette question produite par de nombreuses équipes de chercheurs à travers le monde, ces trois administrations travaillant avec le ministère de la Santé ignorent visiblement que bien avant leurs avis du mois de mars 2021, de nombreuses études attestent déjà de l'efficacité et de la sûreté de l'Ivermectine comme traitement de la covid-19. Ou alors les connaissent, mais les ignorent pour les écarter ? Mais pourquoi et comment ignorer autant de données scientifiques contrôlées par des pairs ?

28. Avis du HCPS du 23 juillet 2020, mis en ligne le 20 août 2020.
29. Courrier de la Directrice générale de l'ANSM à maître Jean-Charles Teissedre, p. 2, 31 mars 2021.

L'Administration ignore des dizaines d'études scientifiques

En novembre et décembre 2020, le Collectif citoyen pour France-Soir[30] avait déjà publié plusieurs comptes-rendus d'essais randomisés existants, « *tous montrant des effets bénéfiques* » de l'Ivermectine, ainsi qu'une méta-analyse. Les auteurs écrivaient alors :

« Nous disposons aujourd'hui de 40 études sur cette molécule, dont 11 essais cliniques randomisés, tous avec des effets positifs, souvent très importants et significatifs. »[31]

***** Qu'est-ce qu'un essai randomisé ? *****

Un essai randomisé est une étude expérimentale dans laquelle un traitement (ou une intervention) est comparé à un autre traitement, à une absence de traitement ou à un placebo (substance conçue pour n'avoir aucun effet thérapeutique). Les participants sont affectés au hasard à un groupe qui reçoit le traitement testé ou à un groupe recevant l'autre traitement ou aucun traitement. Les participants ignorent s'ils reçoivent un traitement ou pas. « *Les essais contrôlés randomisés sont*

30. Le Collectif citoyen de FranceSoir est un groupe de citoyens de formations et professions très diverses qui travaillent aux décryptages, recherches, analyses, vérifications et validations de l'information de manière collaborative. Lors de la crise sanitaire gouvernementale, *FranceSoir* sera ainsi l'un des rares médias d'information politique et générale à informer sur les nombreuses études scientifiques et événements liés à la crise sanitaire. *FranceSoir* est l'un des très rares médias français qui publient les références de leurs sources.

31. *Ivermectine : De l'indifférence scandaleuse au mensonge criminel*, par Le Collectif citoyen pour FranceSoir, *FranceSoir* (www.francesoir.fr), 23 décembre 2020. Voir aussi : *La scandaleuse indifférence à l'efficacité prouvée de l'Ivermectine*, *FranceSoir*, 29 novembre 2020.

considérés comme l'étalon dans la hiérarchie des modèles de recherche pour évaluer l'efficacité et l'innocuité d'une intervention thérapeutique. Ils ont longtemps été prolongés comme seul fondement de la médecine par les preuves (evidence-based medicine, EBM). Cependant, leurs résultats peuvent avoir une portée et une application limitée aux patients en milieu clinique contrôlé, protégé. Des études observationnelles utilisant de grandes bases de données de différents systèmes de soins peuvent compléter les résultats des essais contrôlés randomisés en évaluant l'efficacité du traitement chez les patients rencontrés dans la pratique clinique quotidienne. » Extrait de *Des essais randomisés contrôlés aux études observationnelles. Apports, limites et leçons. Réflexions à propos de l'étude ODYSSÉE*, par Serge Halimi et Sylvie Dejager, Médecine des maladies métaboliques, décembre 2016, www.researchgate.net, DOI : 10.1016/S1957-2557(16)30212-7

Puis, en mars 2021, c'est-à-dire au moment même où l'ANSM refuse la demande de RTU pour l'Ivermectine au prétexte que « *les données disponibles de la littérature ne permettent pas à l'heure actuelle de proposer cette molécule* », le Collectif des professionnels de la santé publique Réinfocovid recense pas moins de ***« 68 études scientifiques évaluant l'effet de l'Ivermectine sur le SARS-CoV-2, dont 33 ont été revues par des pairs »***[32].

32. Source : Réinfocovid (www.reinfocovid.fr), *L'Ivermectine dans le traitement de la Covid ?* par le Collectif Reinfocovid, 16 mars 2021. L'évaluation par des pairs désigne la validation d'un article par un comité de lecture composé de scientifiques, experts dans le même champ disciplinaire que le contenu de l'article, dont l'identité est inconnue des auteurs.

Réinfocovid précise que :

– parmi ces 68 études scientifiques, il existe 50 essais cliniques avec des résultats comparant des groupes traités et contrôle. Dans ces 50 essais cliniques (dont 24 randomisés), l'Ivermectine a été utilisée dans :

- 11 essais à titre prophylactique
- 39 essais dans le traitement de la covid-19 (19 précocement, dès les premiers symptômes, et 20 à des stades tardifs et souvent graves de la covid-19.)

– De plus, il existe 17 essais cliniques en cours dont les résultats sont attendus pour 2021 (www.clinicaltrials.gov).

Passant en revue les essais contrôlés dans la prophylaxie et dans le traitement de la covid-19, Reinfocovid indique que les effets bénéfiques de l'Ivermectine en traitement précoce de la covid-19 qui sont décrits dans ces essais sont :

- amélioration de la symptomatologie clinique ;
- réduction du temps de récupération ;
- réduction du portage viral, réduction du temps de négativation du test PCR ;
- réduction du risque d'hospitalisation ;
- réduction de la mortalité globale.

De même, Reinfocovid dresse le bilan de vingt essais utilisant l'Ivermectine en traitement à des stades avancés de la maladie sur des patients hospitalisés. Constat : les effets bénéfiques de l'Ivermectine en traitement tardif de la covid-19 chez les patients hospitalisés qui sont décrits dans ces essais sont :

- réduction du temps de récupération clinique ;
- réduction du temps de négativation du test PCR ;
- réduction de la durée d'hospitalisation ;
- réduction des admissions en réanimation ;
- réduction de la mortalité globale.

Conclusion de Réinfocovid, qui publie en annexe de son analyse le détail et référencement des essais contrôlés avec l'Ivermectine dans le traitement de la covid-19 :

> *« L'ensemble des études existantes montre une amélioration de la survie, un rétablissement clinique plus rapide et des signes d'effet dose-dépendant de la clairance virale pour les patients traités par Ivermectine plutôt que par contrôle. Même si des essais cliniques supplémentaires, de meilleure qualité et à plus grande échelle, ne pourraient être que bénéfiques, il est intéressant de noter que les avantages apparents de l'Ivermectine contre la Covid-19 semblent pouvoir s'appliquer à tous les stades de la maladie, de la prophylaxie au traitement des patients gravement malades.*
>
> *Trois méta-analyses sur ce sujet ont été réalisées (Abdulamir et al., 2021 ; Kory, 2021 ; Lawrie, 2021).* ***Les résultats de ces trois méta-analyses sont tous concordants sur l'efficacité de l'Ivermectine dans la Covid-19, avec une baisse de la mortalité entre 65 % à 90 %, et une baisse du risque d'infection en prophylaxie de plus de 80 %, ainsi qu'à une diminution significative de la durée d'hospitalisation et du***

***délai de guérison grâce au traitement par l'Ivermectine** de patients atteints d'une Covid-19. »*[33]

Le Conseil scientifique ignore l'essentiel

Comment les administrations sous tutelle ou proches du ministère de la Santé peuvent-elles ignorer tant d'études scientifiques contrôlées, revues par des pairs pour nombre d'entre elles, favorables à l'utilisation de l'Ivermectine ? Comment peuvent-elles aller jusqu'à prétendre, comme le HCSP, que *« la preuve d'efficacité de l'Ivermectine dans le traitement de la Covid-19 n'est pas établie »* ?

Nous allons voir ce qu'il en est dans cette affaire qui met en cause trois administrations dans leur lecture très sélective des « données disponibles » sur l'Ivermectine : le HCSP, la HAS et l'ANSM. Observons que ces trois administrations vont dans le même temps favoriser un médicament dont l'efficacité n'est pas prouvée, le Remdesivir et, plus tard, des « vaccins » dont des effets secondaires indésirables graves sont, pour l'essentiel, dissimulés au grand public par le gouvernement et ces mêmes administrations, même si ceux-ci sont enregistrés mois après mois dans plusieurs banques de données d'organismes chargés de contrôler la sûreté des médicaments tant en Europe qu'aux États-Unis.

Il convient également de rappeler que le Conseil scientifique mis en place le 10 mars 2020 par décret du président Macron, et présidé par le professeur à la retraite Jean-François Delfraissy, n'a jamais consacré un seul de ses avis et notes à l'Ivermectine en un an et demi alors que ce médicament permet de combattre efficacement la

33. Source : Réinfocovid (www.reinfocovid.fr), *L'Ivermectine dans le traitement de la Covid ?* par le Collectif Reinfocovid, 16 mars 2021.

covid-19. Aussi, n'éclatez pas de rire si vous découvrez en lisant le règlement intérieur de ce comité de crise qu'il « *a un rôle d'aide à la décision* » et qu'il « *rend périodiquement des avis sur l'état de la catastrophe sanitaire, les connaissances scientifiques qui s'y rapportent et les mesures propres à y mettre un terme* ». L'Ivermectine, médicament élaboré dans les années 1980, utilisé pour la première fois sur l'homme en 1988, qui a sauvé des millions de vies et est étudié avec succès pour ses effets contre la covid-19 dans plusieurs pays, échappe mystérieusement aux « *connaissances scientifiques* » de ce curieux « conseil » à prétention « scientifique ».

Les étranges choix de l'ANSM

Tout d'abord, il semble y avoir deux poids, deux mesures dans les attributions de recommandations temporaires d'utilisation et les autorisations temporaires d'utilisation par l'ANSM.

En effet, ainsi que l'explique maître Jean-Charles Teissedre, il est normalement « *plus difficile d'obtenir une ATU (autorisation temporaire d'utilisation) qu'une RTU, car les conditions pour obtenir une RTU (recommandation temporaire d'utilisation), c'est juste une balance bénéfices/risques favorable, de simples présomptions suffisant, tandis que pour obtenir une autorisation temporaire d'utilisation, il faut des présomptions qui soient très fortes, c'est la loi qui le dit* ». Or, s'il existe peu d'études pour le Remdesivir, qui a obtenu de l'ANSM une ATU, « *pour l'Ivermectine, il existe de nombreuses études qui sont toutes favorables* », rappelle-t-il[34]. La situation d'urgence sanitaire a

34. *L'Ivermectine, traitement Covid examiné au Conseil d'État ce lundi* – Debriefing de Me Teissedre, *FranceSoir* (www.francesoir.fr), Bon sens, 19 janvier 2021.

permis en quelques semaines d'autoriser le Remdesivir - avec peu d'études sur le médicament du laboratoire étasunien Gilead - et le Bamlanivimab (à base d'anticorps monoclonaux) pour certains patients covid-19 grâce à une ATU. Pour le nouveau Remdesivir - également connu sous son nom de marque Veklury -, tout a été vite, très vite même. Beaucoup plus vite que pour l'Ivermectine, qui a pourtant un passé bien plus garni d'études scientifiques contrôlées et de résultats très positifs à travers le monde depuis près d'une quarantaine d'années. Mais, assurément, pas autant de lobbyistes auprès des centres de décisions de l'Union européenne et de Paris...

L'Union européenne achète des centaines de milliers de doses de Remdesivir sans savoir si « *ses avantages l'emportent sur ses risques* »

Pour le Remdesivir, « *à partir du 30 avril 2020, le comité des médicaments à usage humain (CHMP)* » de l'Agence européenne des médicaments (AEM) « *a commencé à évaluer les données sur la qualité et la fabrication, les données non cliniques, les données cliniques préliminaires et les données de sécurité [...] bien avant la soumission de la demande d'autorisation de mise sur le marché le 5 juin* », indique l'AEM[35]. Vrai qu'il vaut quand même mieux étudier un médicament avant la demande d'autorisation de mise sur le marché de son fabricant, tout particulièrement quand celui-ci est présenté avec une documentation scientifique minima, imprécise et inachevée...

35. Agence européenne des médicaments (EMA), *Premier traitement Covid-19 recommandé pour autorisation de l'UE*, 25 juin 2020.

Les données sur lesquelles a travaillé l'AEM pour accorder son autorisation de mise sur le marché conditionnelle ?

Ce sont « *principalement les données de l'étude NIAID-ACTT-1* », un essai clinique « *portant sur 1 063 patients* », « *parrainée par l'Institut national américain des allergies et des maladies infectieuses (NIAID), ainsi que sur les données d'autres études sur le Remdesivir* », indique l'agence européenne. Sur ces dernières, celle-ci est peu prolixe faute, sans doute, de pouvoir produire des études complètes, précises et contrôlées de groupes de chercheurs. On imagine mal qu'un fabricant de médicaments et l'agence sanitaire vérifiant sa qualité dissimulent des données prouvant sa prétendue efficacité…

Le 30 avril, l'AEM précise que « *l'examen continu est l'un des outils réglementaires dont dispose l'Agence pour accélérer l'évaluation d'un médicament expérimental* ». Mais cet examen continu « *signifie uniquement que l'évaluation du Remdesivir a commencé et n'implique pas que ses avantages l'emportent sur ses risques* »[36].

Le 25 juin, soit vingt jours après la demande de mise sur le marché, l'AEM accorde l'autorisation de mise sur le marché conditionnelle au Remdesivir. « *Les données sur le Remdesivir ont été évaluées dans un délai exceptionnellement court grâce à une procédure d'examen continu* », reconnaît l'AEM[37].

---

36. Agence européenne des médicaments, *L'EMA commence l'examen en continu du Remdesivir pour la Covid-19*, 30 avril 2020.
37. Agence européenne des médicaments (EMA), *Premier traitement Covid-19 recommandé pour autorisation de l'UE*, 25 juin 2020.

« *Le 3 juillet, le Remdesivir est devenu le premier traitement autorisé, bénéficiant d'une autorisation de mise sur le marché conditionnelle* », annonce la Commission européenne[38].

Mais, le 15 octobre suivant, la plus grande étude ouverte pour contrôler l'efficacité et la sûreté du Remdesivir, menée par l'OMS et baptisée « Solidarité » – près de 12 000 patients dans 500 hôpitaux de plus de 30 pays[39] –montre que le Remdesivir a peu ou pas du tout d'impact sur la maladie ! Ces nouveaux résultats contredisent ceux de la documentation produite par Gilead Sciences pour obtenir son autorisation de mise sur le marché et ceux de l'AEM obtenus « *dans un délai exceptionnellement court* ».

Ces résultats obtenus à la mi-octobre obligent l'OMS à modifier ses orientations. Celles-ci seront publiées à la fin du mois de novembre. Après avoir recommandé de « *ne pas administrer le Remdesivir aux patients hospitalisés atteints de la Covid-19* », le groupe de l'OMS chargé de l'élaboration des orientations constate « *qu'on ne dispose pas de données prouvant que le Remdesivir améliore les résultats importants pour les patients, s'agissant notamment de la réduction de la mortalité, du besoin de ventilation artificielle ou du délai d'amélioration clinique* »[40]. Aussi, le groupe de travail de l'organisation internationale est-il amené à souligner que « *compte tenu notamment des coûts et des répercussions sur les*

38. Source : Commission européenne (www.ec.europa.eu), *La Commission européenne garantit l'accès de l'Union au Remdesivir pour le traitement de la Covid-19*, 29 juillet 2020.

39. OMS, Essai clinique « Solidarité » pour les traitements Covid-19, 15 octobre 2020.

40. Source : OMS, *Traitements contre la Covid-19 : Orientations évolutives*, p. 11, 20 novembre 2020.

ressources qu'implique le recours au Remdesivir, mais conformément à la démarche qu'appelle l'emploi de tout nouveau médicament [...] il importait avant tout de démontrer l'efficacité de ce médicament, ce que les données dont on dispose actuellement n'établissent pas »[41]. Constat : en juillet 2020 l'Union européenne a confirmé une autorisation de mise sur le marché conditionnelle de l'AEM pour un médicament dont elle ne connaissait pas toutes les caractéristiques et qu'elle a commencé à acheter massivement aussitôt, donc avant les conclusions de l'étude de l'OMS en cours et sans trop savoir ce qu'elle... achetait !

Encore une affaire de conflit d'intérêts à l'AEM ?

Les conclusions de cette importante étude internationale de l'OMS publiée en octobre 2020 n'empêchent pas l'AEM de décider dans sa présentation du Veklury – marque commerciale du Remdesivir –, en décembre 2020, soit plus de deux mois plus tard, que « *les avantages de Veklury sont supérieurs à ses risques et que son utilisation peut être autorisée dans l'UE* »[42].

Une vraie prouesse !

Voici donc le Remdesivir, dont « *les données ont été évaluées dans une procédure* » qui ne peut dire que « *ses avantages l'emportent sur ses risques* », autorisé à la vente dans le cadre d'une AMM conditionnelle simplement en raison du fait que l'AEM estime, a

41. Source : OMS, *Traitements contre la Covid-19 : Orientations évolutives*, p. 12, 20 novembre 2020.
42. Source : EMA, *Présentation du Veklury, Pourquoi Veklury est-il utilisé dans l'UE ?* EMA/676677/2020, première publication : 07/07/2020. Dernière mise à jour : 22/12/2020.

contrario de la plus grande étude scientifique réalisée sur le Remdesivir, que *« ses avantages sont supérieurs à ses risques »*... Faut-il vraiment s'étonner de cette décision aussi farfelue que dangereuse émise par une agence déjà mise en cause à plusieurs reprises ?

La journaliste spécialisée « santé » Jeanne Le Borgne rappelait déjà, en décembre 2017, dans une enquête publiée par *Alternative Santé*[43], qu'*« à plusieurs reprises, en effet, des employés de l'EMA*[44] *se retrouvaient "chefs de projet" pour l'autorisation de mise sur le marché de médicaments commercialisés par des laboratoires pour lesquels ils avaient travaillé auparavant, dont ils possédaient des actions boursières, ou pour qui travaillait leur conjoint. Il arrivait également que des experts ayant participé à l'évaluation d'un médicament ne soient pas enregistrés dans le fichier d'experts de l'EMA, ou qu'il y ait des différences entre les documents papier et le contenu des fichiers informatiques. Et pour les 11 cas qui ont révélé un risque élevé de conflit d'intérêts et de renvois d'ascenseur, aucune suite n'a été donnée, contrairement à ce qui est prévu par le règlement de l'EMA. Rappelons que ces données n'ont été rendues publiques qu'en 2012, après deux ans de procédures initiées par l'association Formindep et l'intervention du Médiateur européen, car l'EMA refusait de transmettre les résultats de l'audit...* » C'est à se demander si, à la fin de l'année 2020, l'AEM – déjà ainsi mise en cause de manière grave – n'est pas au cœur d'une nouvelle affaire de conflit d'intérêts. Car comment l'AEM peut-elle affirmer que *« les avantages de Veklury sont supérieurs à ses*

---

43. *Agence européenne du médicament : des experts sous influence ?* par Jeanne Le Borgne, *Alternative Santé* (www.alternativesante.fr), 12 décembre 2017.
44. EMA : Désignation de l'Agence européenne des médicaments en langue anglaise (European Medicines Agency).

risques » quand les conclusions de la plus grande enquête sur le Remdesivir conduite par l'OMS indiquent que « *les données dont on dispose actuellement n'établissent pas* » l'efficacité de ce médicament ?!

Ces nouvelles données de l'essai « Solidarité » de l'OMS, après d'autres aux conclusions similaires, conduiront de nombreux professionnels à se méfier et, finalement, à délaisser le Remdesivir. « *Le Remdesivir est désormais classé comme un médicament que vous ne devriez pas utiliser systématiquement chez les patients Covid-19* », déclarera, parmi d'autres, Jozef Kesecioglu, président de la Société européenne de médecine de soins intensifs (ESICM) qui représente des milliers d'anesthésistes, de pneumologues, d'infirmières et d'autres professionnels des soins intensifs de plus de 120 pays[45]. Cette étude à grande échelle, qui risque alors de remettre en cause l'avenir financier du Remdesivir, va conduire les dirigeants de Gilead Sciences à mener au pas de charge la signature de ces importants contrats – financièrement parlant – avec l'Union européenne.

45. La Société européenne de médecine de soins intensifs (ESICM) est la principale organisation médicale dans le domaine des soins intensifs en Europe, avec une portée mondiale de membres dans plus de 120 pays. Fondée en mars 1982 à Genève, en Suisse, l'ESICM est une association internationale à but non lucratif qui a pour objectifs et missions de promouvoir et coordonner les activités dans les différents domaines de la médecine de soins intensifs, favoriser la recherche et l'enseignement, fournir des recommandations et des lignes directrices en matière de soins et d'organiser et coordonner des congrès et réunions internationaux. Site internet : www.esicm.org

« L'Instrument d'aide d'urgence » ne publie pas tous les chiffres

Deux premiers contrats seront passés entre la Commission européenne et la société Gilead Sciences dès le mois de juillet *« en vue de l'obtention de 33 380 traitements de Veklury »*. Celui-ci sera financé par *« l'Instrument d'aide d'urgence »*[46] de la Commission européenne *« pour garantir l'accès à des doses de traitement du Veklury, le nom commercial du médicament Remdesivir, pour un montant total de 70 millions d'euros [...] Les 200 000 flacons de Veklury ont été mis à la disposition des États membres et du Royaume-Uni en plusieurs tranches entre août et octobre 2020 »*[47].

Puis, le 7 octobre, la Commission européenne signe *« un contrat-cadre de passation conjointe de marché avec la société pharmaceutique Gilead visant à fournir jusqu'à 500 000 traitements de Veklury [...] et comprenant la possibilité de passer des commandes au-delà de ces 500 000 traitements »*[48]. « Belle » déclaration des responsables de la Commission européenne, très médiatisée, beaucoup plus que ses recommandations répétées d'année en année aux États membres de l'Union de *« réduire leurs dépenses de santé publique »*[49]... Le coût de l'opération avec la société étasunienne Gilead Sciences ? Difficile

46. L'Instrument d'aide d'urgence est une structure mise en place par la Commission européenne afin de mettre en commun les efforts et les ressources des pays membres de l'Union et d'harmoniser leur action contre la pandémie.
47. Source : Commission européenne, *Instrument d'aide d'urgence*, 29 juillet 2020.
48. Source : Commission européenne, *Coronavirus : la Commission signe un contrat de passation conjointe de marché avec Gilead pour la fourniture de Remdesivir*, 8 octobre 2020.
49. Lire *Le virus et le président*, par Jean-Loup Izambert et Claude Janvier, IS Édition (www.is-edition.com).

d'en connaître le montant exact, sur lequel l'Union européenne reste très discrète et secrète.

En effet, si le premier contrat est chiffré de manière générale « *pour un montant total de 70 millions d'euros* », il n'en va pas de même pour le contrat-cadre bien plus important et qui engage de très nombreux États. Le journaliste Francesco Guarascio rapporte que celui-ci se situe à hauteur d'un milliard d'euros (1,2 milliard de dollars) pour 500 000 doses de Remdesivir à 2 070 euros chacune[50].

Comment une telle somme a-t-elle pu être engagée pour le financement d'un médicament peu fiable, à l'efficacité non prouvée, et autorisé sur le marché avec une documentation scientifique parmi les plus pauvres qu'une société pharmaceutique ait jamais produites pour obtenir une autorisation de mise sur le marché ?

« La Commission européenne a accepté d'acheter 500 000 traitements en six mois pour 1 milliard d'euros »

Dans une très intéressante enquête[51] publiée par le *British Medical Journal (BMJ)*, l'une des plus anciennes et sérieuses revues de médecine générale au monde, le journaliste d'investigation Lucien

50. *World's top intensive care body advises against Remdesivir for sickest Covid patients* (Le plus grand organisme de soins intensifs au monde déconseille le Remdesivir pour les patients Covid les plus malades), par Francesco Guarascio, *Reuters*, 13 novembre 2020.

51. *Covid-19 : EU countries spent over €220m stockpiling Remdesivir despite lack of effectiveness, finds investigation (Covid-19 : les pays de l'UE ont dépensé plus de 220 millions d'euros pour stocker du Remdesivir malgré le manque d'efficacité, selon une enquête)* par Lucien Hordijk et Priti Patnaik, *British Medical Journal* (www.bmj.com), publié le 8 décembre 2020. BMJ 2020;371:m4749

Hordijk[52] et Priti Patnaik, journaliste d'investigation indépendante et universitaire[53], révèlent des données inconnues du grand public. Mais pas seulement. Le sérieux du *BMJ*[54] réside dans le fait que les articles qui lui sont soumis sont revus par son comité consultatif d'éthique, des examinateurs externes, y compris des statisticiens et des experts en méthodes d'essai, des scientifiques et autres professionnels hautement qualifiés et les membres des comités de rédaction de la revue. Et, si nécessaire, comme dans le cas présent, le *BMJ* propose aux auteurs de préciser les faits qu'ils rapportent.

Dans leur enquête, Lucien Hordijk et Priti Patnaik indiquent également que la Commission européenne « *a accepté d'acheter 500 000 traitements en six mois pour 1 milliard d'euros (0,9 milliard de livres sterling ; 1,2 milliard de dollars). Bien que tout cet argent n'ait pas encore été dépensé*[55]*, 36 pays européens participants (à l'intérieur et à l'extérieur de l'Union européenne) ont déjà acheté collectivement plus de 640 000 flacons, pour un coût de 220 millions d'euros. Le volume des commandes des pays diffère considérablement, même si dans le cadre de l'accord, tous doivent payer 345 € par flacon, soit en moyenne 2 070 € pour un traitement* ».

Mais, de plus, le *BMJ* indique avoir « *contacté les gouvernements des 36 pays participant à l'accord sur le Remdesivir et a pu obtenir des*

---

52. Lucien Hordijk est un journaliste professionnel collaborateur de l'Investigative Desk, un groupe de journalisme d'investigation à but non lucratif basé à Amsterdam.

53. Priti Patnaik est rédactrice en chef et fondatrice de Geneva Health Files (www.genevahealthfiles.com), une initiative indépendante dédiée au suivi de la politique de santé mondiale basée en Suisse.

54. Voir rubrique *En savoir plus* en fin de livre.

55. NdA : Au moment de leur enquête en novembre 2020.

informations sur les commandes de 17 d'entre eux ». Même si les autorités de plus de la moitié d'entre eux préfèrent se réfugier dans un silence méprisant, les surprises continuent :

- le Portugal a commandé 100 000 flacons, tandis que l'Allemagne en a acheté 155 000, malgré une population huit fois supérieure à celle du Portugal et à peine la moitié du taux d'infection ;
- l'Espagne, qui a été durement touchée par la première vague de la pandémie et a connu des pénuries de Remdesivir fin septembre, a déclaré avoir commandé 15 000 flacons ;
- la France et le Luxembourg ont complètement arrêté de commander le produit ;
- d'autres pays, comme les Pays-Bas, le Danemark et l'Autriche, déclarent que leurs commandes sont confidentielles ;
- le Royaume-Uni fait partie du programme, mais n'a pas divulgué le nombre de doses commandées[56].

De deux choses l'une : ou les décideurs de nombreux pays sont complètement incompétents, ou ça pue la corruption dans les étages de l'Union européenne. Et pourquoi ne pas envisager, dans certains cas, une symbiose incompétence-corruption, la première facilitant souvent le développement de la seconde ? Propos exagéré ? À peine, en regard des affaires de corruption qui ont déjà éclaboussé des membres de la Commission européenne. Mais pourquoi dissimuler

---

56. *Covid-19 : EU countries spent over €220m stockpiling Remdesivir despite lack of effectiveness, finds investigation (Covid-19 : les pays de l'UE ont dépensé plus de 220 millions d'euros pour stocker du Remdesivir malgré le manque d'efficacité, selon une enquête)* par Lucien Hordijk et Priti Patnaik, *British Medical Journal* (www.bmj.com), publié le 8 décembre 2020. BMJ 2020;371:m4749

le nombre de doses de Remdesivir commandées – et les montants qui s'y rattachent – puisqu'il s'agit du *financement public* d'une opération prétendument au bénéfice de la *santé publique*, qui plus est dans le cadre d'une « *urgence sanitaire* » ?

Les citoyens n'auraient-ils pas le droit de connaître l'utilisation des fonds publics – leur argent – engagés dans une opération qui se chiffre à plusieurs centaines de millions, voire à plus d'un milliard d'euros, tout particulièrement en pleine crise sanitaire gouvernementale ?

Serait-ce qu'au moment de la signature du contrat avec l'Union européenne plusieurs études scientifiques contrôlées constataient la non-efficacité du Remdesivir et ses effets secondaires ?

Car, aussi surprenant que cela puisse paraître pour ceux qui ignorent le dessous des relations entre dirigeants de sociétés transnationales et certains politiciens et hauts fonctionnaires, **la société Gilead Sciences était alors informée de la publication à venir de ces nouveaux résultats très défavorables au Remdesivir.** Aussi, ses dirigeants devaient-ils absolument manipuler leurs interlocuteurs et les presser de signer les contrats, principalement aux États-Unis et avec l'Union européenne, afin de s'assurer des milliards de profits avec leur Remdesivir. L'enquête de l'OMS risquait d'être rendue publique d'un jour à l'autre et leur Remdesivir apparaître au grand jour bien moins performant qu'ils ne l'avaient présenté. Aussi, il est pour le moins sacrément curieux qu'aucun des nombreux fonctionnaires des États de l'Union présents dans différentes structures de l'OMS n'ait eu connaissance du contenu de l'enquête *avant* la signature des contrats par l'Union européenne en octobre 2020.

En effet, d'une part ladite enquête s'est déroulée quand même sur une période de six mois, ses premiers résultats publiés le 15 octobre ont été vraisemblablement rédigés courant septembre et, comme le veut la pratique, transmis aux dirigeants de Gilead Sciences bien avant qu'ils ne se précipitent à Bruxelles pour la signature du contrat-cadre.

Odeur de corruption ? Parfum d'escroquerie ?

Les dirigeants de Gilead ne peuvent donc ignorer à ce moment-là que les conclusions de l'étude internationale « Solidarité », menée par les scientifiques de l'OMS, établissent que les données qu'ils ont transmises à la FDA comme à l'AEM et à la Commission européenne ne permettent pas de conclure à l'efficacité du Remdesivir. *« L'accord a été conclu huit jours seulement avant que l'essai Solidarité de l'Organisation mondiale de la santé sur les traitements potentiels pour les personnes atteintes de Covid-19 ne rende publics ses résultats provisoires le 15 octobre. Ceux-ci ont montré que parmi les patients hospitalisés, le Remdesivir n'avait aucun effet sur la mortalité, la durée du séjour ou le besoin de ventilation »*[57], précisent Lucien Hordijk et Priti Patnaik, qui ont remonté le parcours du Remdesivir à la Commission européenne et dans les administrations de différents pays.

Cela veut dire que les dirigeants de Gilead Sciences ont soit trompé les autorités politiques et administratives par une présentation erronée des caractéristiques du Remdesivir et en leur dissimulant les

---

57. Étude : Teinturier O. *Covid-19 : Le Remdesivir a peu ou pas d'impact sur la survie, selon un essai de l'OMS*, BMJ 2020;371:m4057.doi:10.1136/bmj.m4057pmid:33077424

derniers résultats de la grande enquête de l'OMS, soit qu'ils ont corrompu des agents de celles-ci pour obtenir très rapidement des recommandations favorables (AEM, ANSM, etc.) et la signature desdits contrats. Odeur de corruption ? Parfum d'escroquerie ?

Comment qualifier cette sorte de « vente forcée » menée par des lobbyistes défricheurs très entreprenants qui ont su exploiter à fond la niche marketing de « l'urgence sanitaire » ?

Comment ne pas rappeler devant ces faits que les grands groupes de l'industrie pharmaceutique sont parmi les principaux corrupteurs de l'économie et de centres de décisions politiques et scientifiques, ainsi que le dénoncent de nombreux rapports d'enquêtes d'organisations et des organisations de scientifiques ?[58]

Comment ne pas rappeler également que la société Gilead Sciences a elle-même été condamnée dans différentes affaires ?

Comment ne pas rappeler encore que la société Gilead Sciences, qui bénéficie du soutien de grands groupes d'investissement comme le groupe Vanguard et Capital Research & Management Co., entretient des liens très étroits avec le gouvernement US, un gouvernement qui n'hésite pas à passer outre les lois du commerce international pour favoriser les intérêts financiers des sociétés transnationales étasuniennes ?

On retrouve ainsi parmi les « portiers » de la Maison-Blanche auprès des transnationales US de la pharmacie et de la biotechnologie – dont Gilead Sciences – le docteur Anthony Fauci, directeur de l'Institut national américain des allergies et des maladies infectieuses (NIAID). Le NIAID ? Rappelez-vous : ce sont

58. *La corruption dans le secteur pharmaceutique*, Rapport de Transparency International, juin 2016. www.transparence.org.uk

« principalement les données de l'étude NIAID-ACTT-1 […] parrainée par l'Institut national américain des allergies et des maladies infectieuses (NIAID) » qui ont servi à l'AEM pour accorder l'autorisation de mise sur le marché conditionnelle au Remdesivir. Sûrement une coïncidence… À force d'allées et venues entre les conseils d'administration et le « Bureau ovale », on ne sait plus trop si ce partisan de l'augmentation des budgets du bioterrorisme[59] est le représentant du pouvoir yankee auprès des transnationales US de la pharmacie ou le VRP de ces dernières auprès de la Maison-Blanche. Alors qu'il est membre de la cellule de crise présidentielle sur le coronavirus de la présidence Trump, entendu par le Sénat US en juin 2020, Fauci tint des propos alarmistes autant complètement injustifiés que fantaisistes : *« Je ne serais pas surpris si nous atteignions 100 000 cas (de malades de Covid-19) par jour si on ne renverse pas la tendance »*[60]. Il est vrai qu'avec des tests RT-PCR inappropriés pour tester massivement des populations lors d'une épidémie et dont plus de 97 % des résultats sont des faux positifs, il est même possible d'obtenir plusieurs centaines de milliers de nouveaux « cas » – et non de malades – par jour.

Cette déclaration, ajoutée à d'autres du même acabit, ne pouvait que favoriser l'achat massif de Remdesivir par le gouvernement US *« L'administration Trump vient désormais d'acheter plus de 500 000 doses, ce qui représente toute la production de Gilead pour le mois de juillet et 90 % des mois d'août et de septembre »*, rapporte le même mois le quotidien britannique *The Guardian.*

---

59. *Les labos de la mort US*, par Jean-Loup Izambert (en préparation).
60. *US secures world stock of key Covid-19 drug Remdesivir (Les États-Unis sécurisent le stock mondial du Remdesivir, un médicament-clé de Covid-19)*, par Sarah Boseley, *The Guardian*, 30 juin 2020.

Quoi qu'il en soit, il est pour le moins suspect que les dirigeants de Gilead Sciences, qui se déclarent volontiers « *transparents sur nos recherches et nos pratiques commerciales* »[61], n'aient pas informé leurs interlocuteurs de la Commission européenne – au moins eux – des résultats complets de l'enquête de l'OMS alors qu'ils en avaient connaissance **avant la signature des contrats.** « *Maintenir l'opacité sur les résultats d'essais cliniques n'est pas un délit sans victimes. Cela induit d'importantes conséquences négatives pour les patients et la santé publique* », rappelle l'ONG Transparency International dans son rapport Transparence des essais cliniques en France publié au mois de mars 2021 : « *Car, au-delà du simple enjeu de conformité avec le cadre juridique européen et national applicable, la transparence des essais cliniques est une exigence éthique et scientifique qui permet d'obtenir des bénéfices certains* », souligne Patrick Lefas, président de la branche française de l'ONG[62]. Mais il est vrai qu'avec les sociétés transnationales de la pharmacie, « *l'exigence éthique et scientifique* », leur histoire en témoigne, passe après celle du profit maximum immédiat, y compris en recourant à la guerre sous toutes ses formes. Les « assassins financiers » échafaudent bien à l'avance les plans qui permettront à des transnationales étasuniennes de s'approprier des entreprises, des marchés, les ressources de pays par tous les moyens[63]. L'histoire de leur lobbying auprès de décideurs de l'Union européenne comme du pouvoir politique français reste à écrire.

---

61. Source : Gilead Sciences, présentation de la société, juin 2021.

62. Rapport : *Transparence des essais cliniques en France*, Transparency International France (www.transparency-france.org), 16 mars 2021.

63. *Trump face à l'Europe*, par Jean-Loup Izambert, IS Édition (www.is-edition.com).

« La décision de la FDA et l'accord de l'UE sont intervenus dans des circonstances inhabituelles »

Les décisions de la Food & Drug Administration (FDA) et de l'Union européenne ont ouvert la voie au médicament de Gilead sur deux marchés majeurs. Les scientifiques les plus chevronnés s'en étonnent. Ainsi, les journalistes scientifiques Jon Cohen et Kai Kupferschmidt rapportent dans le magazine scientifique étasunien *Science* que « *les deux décisions ont déconcerté les scientifiques qui ont suivi de près le déroulement des essais cliniques du Remdesivir au cours des 6 derniers mois et qui se posent de nombreuses questions sur la valeur du Remdesivir. Au mieux, une grande étude bien conçue a révélé que le Remdesivir réduisait modestement le temps de récupération du Covid-19 chez les patients hospitalisés atteints d'une maladie grave. Quelques études plus petites n'ont trouvé aucun impact du traitement sur la maladie* »[64].

Poursuivant leur enquête, les journalistes scientifiques de *Science* ont découvert que « *la décision de la FDA et l'accord de l'UE sont intervenus dans des circonstances inhabituelles qui ont donné à l'entreprise des avantages importants. La FDA n'a jamais consulté un groupe d'experts externes [...]* ». Quant à l'Union européenne, « *elle a décidé de régler le prix du Remdesivir exactement une semaine avant la publication des résultats décevants de l'essai Solidarity* » et alors que « ***Gilead**, ayant fait don de Remdesivir pour l'essai, **a été informé des données le 23 septembre et savait que l'essai était un échec*** ».

---

64. *The « very, very bad look » of Remdesivir, the first FDA-approved Covid-19 drug (Le « très, très mauvais aspect » du Remdesivir, le premier médicament Covid-19 approuvé par la FDA)*, par Jon Cohen et Kai Kupferschmidt, *Science* (www.sciencemag.org), 28 octobre 2020.

Rappelons que le contrat-cadre entre l'Union européenne et Gilead Sciences sera signé le 7 octobre suivant, soit 14 jours après que sa direction ait été informée des résultats négatifs de l'enquête. Les dirigeants de Gilead peuvent bien émettre des doutes sur la valeur de l'étude « Solidarité » de l'OMS en déclarant, quelque peu hautains, qu'« *il n'est pas clair si des conclusions concluantes peuvent être tirées des résultats de l'étude* »[65](sic).

Il paraît évident, au moins par principe, que le Comité directeur de l'OMS sur les traitements, le Comité de collaboration chargé de l'appui à l'élaboration des orientations, le groupe chargé de l'élaboration des orientations, les conseillers techniques en méthodes, l'équipe méta-analyse en réseau, tous composés de chercheurs, universitaires, médecins, professeurs de différentes spécialités, fonctionnaires professionnels de la santé publique de tous les continents constituent un collectif de pensée et d'action quantitativement et qualitativement autrement plus compétent que la seule direction de Gilead Sciences et ses petits essais cliniques. De petits essais cliniques peu fiables, comme celui intitulé pompeusement *Compassionate Use of Remdesivir for Patients with Severe Covid-19 (Utilisation compassionnelle du Remdesivir pour les patients atteints de Covid-19 sévère)* publié le 11 juin 2020 dans le *New England Journal of Medicine* dont le nombre de co-auteurs (56) est supérieur à celui des… patients (53)[66] !

---

65. Source : Gilead, Déclaration de Gilead Sciences sur l'essai Solidarity, Foster City, Californie, 15 octobre 2020.

66. Lire sur ce point la très intéressante étude récapitulative : *The Battle to Suppress Hydroxychloroquine as a Cheap and Effective Drug for the Treatment of Covid-19 (La bataille pour supprimer l'hydroxychloroquine en tant que médicament bon marché et efficace pour le traitement de Covid-19), LancetGate :*

« Gilead était au courant des résultats »

Lucien Hordijk et Priti Patnaik ont contacté de nombreux intervenants pour recueillir leurs avis et étayer leur enquête. Parmi ceux-ci, Marie-Paule Kieny, virologue française et membre du groupe exécutif de l'OMS « Solidarité », confirme que « *Gilead était au courant des résultats. L'OMS avait l'obligation d'envoyer à Gilead le manuscrit avec les résultats avant la publication. C'est une pratique courante, puisque l'essai "Solidarity" testait sa molécule* », a-t-elle déclaré au *BMJ*. Les reculades et les tergiversations des responsables de Gilead Sciences comme de l'Union européenne qui s'efforcent de dissimuler les clauses de leur contrat[67] ne manquent pas d'interpeller : encore une fois, pourquoi tant de secrets sur les contrats et les financements d'une opération de santé publique avec des fonds publics ? Non seulement le Remdesivir serait peu efficace, voire sans effet majeur contre la covid-19, mais susceptible de provoquer des effets indésirables graves.

« Scientific Corona Lies » et Big Pharma Corruption. Hydroxychloroquine versus Remdesevir de Gilead, par le professeur Michel Chossudovsky, Global Research (www.mondialisation.ca), 5 juillet 2020, actualisé le 11 juin 2021.

67. *Covid-19 : EU countries spent over €220m stockpiling Remdesivir despite lack of effectiveness, finds investigation (Covid-19 : les pays de l'UE ont dépensé plus de 220 millions d'euros pour stocker du Remdesivir malgré le manque d'efficacité, selon une enquête)* par Lucien Hordijk et Priti Patnaik, *British Medical Journal* (www.bmj.com), publié le 8 décembre 2020. BMJ 2020;371:m4749

« En raison de la possibilité de développer des effets indésirables graves »...

Le Vidal, référence des professionnels de la santé, présente dans les informations sur les médicaments d'ordonnance destinées aux professionnels les caractéristiques du Remdesivir. En février 2021, la version française du *Vidal* indique que *« ce médicament fait l'objet d'une surveillance supplémentaire qui permettra l'identification rapide de nouvelles informations relatives à la sécurité »*. Au chapitre des « Mises en garde et précautions d'emploi », le *Vidal* précise : *« Réactions d'hypersensibilité, incluant les réactions liées à la perfusion et les réactions anaphylactiques [...] Les signes et symptômes peuvent comprendre hypotension, hypertension, tachycardie, bradycardie, hypoxie, fièvre, dyspnée, respiration sifflante, angio-œdème, éruption cutanée, nausées, vomissements, diaphorèse et frissonnements » ; « Des élévations des transaminases ont été observées dans les essais cliniques portant sur le Remdesivir, y compris chez des volontaires sains et des patients atteints de Covid-19 » ; « Insuffisance rénale [...] Le mécanisme de cette toxicité rénale et son impact en clinique ne sont pas clairement déterminés à ce jour » ; « Excipients [...] Le Remdesivir contient du sulfobutyle éther ß-cyclodextrine de sodium, qui est éliminé par voie rénale et s'accumule chez les patients ayant une fonction rénale diminuée, ce qui peut potentiellement nuire à la fonction rénale » ; « Risque de diminution de l'activité antivirale en cas d'administration concomitante avec de la chloroquine ou de l'hydroxychloroquine ; « Grossesse : Il n'existe pas de données ou seulement des données limitées sur l'utilisation du Remdesivir chez la femme enceinte » ; « Allaitement : On ne sait pas si le Remdesivir est excrété dans le lait maternel ou s'il a des effets sur le nourrisson allaité ou la production de lait » ; « Fertilité : Aucune donnée n'est disponible sur l'effet du Remdesivir sur la fertilité humaine »*[68].

L'édition du *Vidal* publiée en Fédération de Russie, pays non membre de l'Union européenne, permet d'en savoir beaucoup plus sur les conditions d'utilisation et les effets indésirables graves possibles du Remdesivir. Dans la présentation complète du Remdesivir en langue russe figurent notamment les « Instructions spéciales » sur son utilisation. Extraits :

« L'application n'est possible qu'en milieu hospitalier » ; « Avec le développement d'effets secondaires, il est nécessaire de les signaler de la manière prescrite pour la mise en œuvre des mesures de pharmacovigilance » ; « Avant de commencer à utiliser des médicaments contenant du Remdesivir, il est nécessaire de fournir au patient des informations écrites sur l'efficacité du médicament et les risques associés à son utilisation (y compris le risque d'affecter l'embryon et le fœtus) et d'obtenir un consentement écrit pour utiliser le médicament » ; « En raison de l'expérience limitée de l'utilisation clinique du Remdesivir et de la possibilité de développer des effets indésirables (y compris des effets indésirables graves) qui n'ont pas été signalés auparavant, l'état du patient doit être soigneusement surveillé [...] » ; « Compte tenu du développement possible d'une insuffisance rénale aiguë [...] » ; « Compte tenu du développement possible d'une insuffisance hépatique [...] » ; « Compte tenu du développement possible de réactions à la perfusion (hypotension artérielle, nausées, vomissements, transpiration, tremblements), il est nécessaire de surveiller attentivement l'état du patient et d'arrêter immédiatement d'utiliser le Remdesivir et de prendre les

68. *Le Vidal* (www.vidal.fr), fiche de présentation du Remdevisir 100mg poudre soluble à diluer pour perfusion (Veklury), 4 février 2021.

mesures nécessaires si des écarts sont observés » ; « *Chez les patients âgés, le Remdesivir doit être utilisé avec prudence et sous surveillance clinique constante. En général, les patients âgés peuvent présenter une diminution de la fonction physiologique, une incidence plus élevée de comorbidités ou des maladies antérieures* »[69]...

C'est un tel médicament qui a reçu très rapidement, le 15 juillet 2020, à la suite de la décision de la FDA étasunienne et de l'AEM au mois de juin, une autorisation temporaire d'utilisation de l'ANSM. Trois mois plus tard, l'ANSM annoncera que « *l'ATU de cohorte pour le médicament Remdesivir dans le traitement de la maladie Covid-19 a pris fin le 23 octobre 2020* »[70]. Entretemps, combien de patients ayant reçu le Remdesivir auront eu des effets indésirables graves ou en seront décédés ?

Derrière les beaux bilans de Gilead Sciences

À la suite de la Food & Drug Administration des États-Unis et de la Commission européenne, les administrations du ministère français des Solidarités et de la Santé ont ainsi autorisé à la vente et promu activement le Remdesivir par une intense activité de communication en direction des médias à partir du mois de juillet 2020. Un Remdesivir dont l'OMS indiquera au mois d'octobre suivant que « *les données dont on dispose actuellement ne permettent pas de démontrer son efficacité* ». Entretemps, « *Gilead a dévoilé des résultats trimestriels supérieurs aux attentes. Au quatrième trimestre (2020), la biotech américaine a réalisé un bénéfice net de 1,5 milliard*

---

69. *Le Vidal*, édition russe (www.vidal.ru), présentation du Remdesivir, juin 2021.
70. ANSM, 24 octobre 2020.

de dollars [...] Le chiffre d'affaires est ressorti à 7,4 milliards, en hausse par rapport aux 5,9 milliards générés un an plus tôt », observe le courtier en ligne *Boursorama*[71]. Selon Gilead Sciences, « *le chiffre d'affaires total du premier trimestre 2021 de 6,4 milliards de dollars a augmenté de 16 % par rapport à la même période en 2020, principalement grâce aux ventes de Veklury (Remdesivir)* » qui représenterait « *1,5 milliard de dollars pour le premier trimestre 2021* »[72].

Mais derrière les images des bilans en quadrichromie et une communication active, l'activité de Gilead Sciences est semblable à celle d'autres transnationales de la pharmacie : captations de subventions d'État, allégements fiscaux de milliards de dollars US, évitement fiscal débridé – les règlements des contrats passés avec la Commission européenne n'ont-ils pas été opérés sur le compte bancaire d'une filiale de Gilead Sciences située en Irlande, l'une des principales places offshore de l'Union européenne ? – et des augmentations exorbitantes des prix des médicaments. Et elle n'est pas la seule.

En avril 2018, l'American For Taxes Fairness (ATF), l'Association des Américains pour la justice fiscale, indiquait qu'en 2015-2016, Gilead Sciences, « *le fabricant de traitements contre l'hépatite C à prix exorbitant Sovaldi et Harvoni, qui ont coûté ensemble à Medicare (assurance maladie) et Medicaid (couverture santé pour les personnes à faibles revenus) plus de 11 milliards de dollars en 2015, bénéficiera d'un allégement fiscal de 7 milliards de dollars sur les 37,6 milliards de*

---

71. *Gilead fait mieux que prévu*, *Boursorama* (www.boursorama.com), 5 février 2021à 15 h 03.

72. Source : Gilead Sciences. *Gilead Sciences annonce ses résultats financiers du premier trimestre 2021*, 29 avril 2021 à 16 h 01.

dollars de bénéfices qu'il a transférés à l'étranger pour éviter les impôts. Ainsi, plutôt que de payer 13,1 milliards de dollars d'impôts, il ne paiera probablement que 6,1 milliards de dollars ». Et, soulignait alors l'ATF, les dix plus grandes sociétés de Big Pharma « *avaient 506 milliards de dollars de bénéfices non taxés à l'étranger en 2017, sur lesquels elles devaient près de 134 milliards de dollars en vertu de la loi précédente. Dans le cadre du régime fiscal Trump-GOP, ils ne devront qu'environ 57 milliards de dollars, soit une économie d'impôt de 76 milliards de dollars, et ils pourront étendre leurs paiements d'impôts sur huit ans* »[73]. Comme quoi « America first », le slogan de l'ancien président Donald Trump, cachait bien l'essentiel de sa politique qui aurait pu se résumer en « Looting first » (« Le pillage d'abord »).

Le faux argument de « *l'absence de traitement* »

« *L'absence de traitements approuvés pour la Covid-19* » ou « *il n'existe pas de traitement approprié disponible sur le marché* »[74] seront les prétextes récurrents invoqués par les administrations de la plupart des États de l'Union européenne pour justifier l'achat et

73. Source : American For Taxes Fairness (www.americansfortaxfairness.org), *Questions about how Merck & Gilead Sciences are spending their tew savings ahead of earnings calls tomorrow. Tax Savings Are Enriching Wealthy Shareholders, Not Raising Wages or Lowering Prices (Questions sur la façon dont Merck et Gilead Sciences dépensent leurs économies d'impôts avant la publication des résultats à venir. Les économies d'impôt enrichissent les actionnaires fortunés, n'augmentent pas les salaires ou ne baissent pas les prix)*, 30 avril 2018.
74. ANSM, *Covid-19 : octroi d'une ATU de cohorte pour le médicament Remdesivir, afin que les patients puissent continuer à en bénéficier en France*, 15 juillet 2020, mis à jour le 12 octobre 2020.

l'utilisation du Remdesivir. Cet argument repris par des dirigeants de l'Union européenne, des administrations françaises et des médias généralistes est complètement faux, ainsi que le montre l'enquête.

Les affirmations du HCSP et de la HAS selon lesquelles « *la preuve d'efficacité de l'Ivermectine dans le traitement de la Covid-19 n'est pas établie dans des études de phase III contrôlées, randomisées* » et qu'« *aucune recommandation ne préconise leur utilisation en dehors d'un encadrement dans un essai clinique* » sont inexactes. Aussi, se serait-il agi de mettre à l'écart l'Ivermectine pour favoriser le Remdesivir et les prétendus « vaccins » que les responsables de l'Union européenne, du ministère français des Solidarités et de la Santé et de ses administrations n'auraient pas agi autrement. Après l'affaire Thomson, l'affaire Pfizer ?

Merck sauvé par la boule de cristal du « panel Ivermectine » de l'OMS

L'Ivermectine, médicament sûr et efficace pour lutter contre la maladie du virus SRAS-CoV-2, présente des inconvénients pour les sociétés transnationales privées de la pharmacie : il est tombé dans le domaine public, est peu coûteux, et en permettant de soigner rapidement et facilement à très faible coût de la covid-19, il est susceptible d'empêcher la vente d'autres produits beaucoup plus chers.

Aussi, pour des raisons de profits financiers, dès la déclaration de la pandémie par l'OMS, au tout début de l'année 2020, ces sociétés transnationales tentent par tous les moyens, dont une campagne de désinformation sans précédent en matière de santé digne de celles des industriels du tabac autour des cigarettes, de l'écarter des traitements préconisés.

Incroyable, mais vrai : c'est la société Merck & Co elle-même, tantôt opposée devant les tribunaux, tantôt partenaire de son rival Gilead Sciences, qui va discréditer la molécule... qu'elle produit ! Dans un communiqué[75] publié en février 2021, qui sera largement repris par des médias et détracteurs de l'Ivermectine, celle-ci affirme *« qu'à ce jour, notre analyse a identifié : aucune base scientifique pour un effet thérapeutique potentiel contre la Covid-19 à partir d'études précliniques ; aucune preuve significative d'activité clinique ou d'efficacité clinique chez les patients atteints de la maladie Covid-19, et un manque préoccupant de données de sécurité dans la majorité des études »*.

Passons sur le fait, même si le détail a son importance, que Merck met alors au point un nouvel antiviral avec administration orale appelé le Molnupiravir (MK-4482/EIDD-2801) pour le gouvernement des États-Unis. De très belles subventions – près de 400 millions de dollars US[76] – et un contrat de plus d'un milliard de dollars US sont en jeu, auquel le petit comprimé Ivermectine ferait de l'ombre s'il était autorisé pour un usage généralisé, car largement moins coûteux et aussi efficace, sinon plus[77].

---

75. Merck, *L'Ivermectine pendant la pandémie de Covid-19*, communiqué du 4 février 2021.

76. *Ivermectine : Merck ne trouve pas d'effets favorables sur la Covid-19 dans les études. Serait-ce à cause d'un autre traitement ? FranceSoir* (www.francesoir.fr), 6 février 2021.

77. « *Les données de MOVe-IN (patients hospitalisés) indiquent qu'il est peu probable que le Molnupiravir démontre un bénéfice clinique chez les patients hospitalisés, qui présentaient généralement des symptômes de plus longue durée avant l'entrée dans l'étude ; par conséquent, la décision a été prise de ne pas passer à la phase 3* », indique Merck dans un communiqué : *L'étude de phase 3 MOVe-OUT sur le Molnupiravir chez les patients ambulatoires va se poursuivre,*

Est-ce à dire alors que l'Ivermectine ne serait ni sûre ni efficace contre la covid-19 ? Visiblement, les dirigeants de Merck ont une lecture très mandarinale des études scientifiques. Car qu'en est-il réellement du « *manque préoccupant de données de sécurité dans la majorité des études* » évoqué par la société Merck ?

Un peu plus d'un mois avant le communiqué surprenant de Merck, à la fin décembre 2020, *FranceSoir* décortique la campagne menée par des médias et responsables d'administrations contre l'Ivermectine : « *Ce constat sans appel est à peine croyable,* écrivent journalistes, médecins et scientifiques du Collectif citoyen du média en ligne, *sachant que nous disposons aujourd'hui de 40 études sur cette molécule, dont 11 essais cliniques randomisés, tous avec des effets positifs, souvent très importants et significatifs* »[78]. De plus, comment la société Merck peut-elle publier un tel communiqué alors que le médicament Ivermectine était reconnu de longue date par l'OMS comme « *sans danger et pouvant être utilisé à grande échelle* » et qu'il figure sur la « *Liste des médicaments essentiels* » de l'organisation internationale ?

« Était », car le 31 mars 2021 le « panel Ivermectine » de l'OMS va soudainement changer d'avis en « *recommandant de ne pas utiliser l'Ivermectine chez les patients atteints de Covid-19, sauf dans le cadre d'un essai clinique* »[79].

La raison ?

---

l'étude de phase 2/3 MOVe-IN chez les patients hospitalisés n'aura pas lieu, 15 avril 2021, 16 h 45.

78. *Ivermectine : De l'indifférence scandaleuse au mensonge criminel*, par Le Collectif citoyen pour FranceSoir, *FranceSoir* (www.francesoir.fr), 23 décembre 2020.

79. OMS, *Thérapeutique et Covid-19 : lignes directrices*, 31 mars 2021.

« Les effets de l'Ivermectine sur la mortalité, la ventilation mécanique, l'admission à l'hôpital, la durée d'hospitalisation et la clairance virale restent incertains en raison de la très faible certitude des preuves concernant chacun de ces critères de jugement. » La présentation des « bénéfices et risques » résumée en une quinzaine de lignes n'est pas vraiment des plus précises : « *Nous n'avons pas été en mesure d'examiner les sous-groupes en fonction de l'âge des patients ou de la gravité de la maladie en raison de données d'essai insuffisantes.* ***Par conséquent, nous avons supposé des effets similaires*** (NdA : souligné par moi) *dans tous les sous-groupes* »[80] (sic). Non, ce n'est pas une blague. Pour déterminer l'efficacité et la sûreté de l'Ivermectine, le « panel Ivermectine » de l'OMS, « *n'étant pas en mesure* » de faire son travail « *suppose des effets* »...

Boule de cristal ? À quand le tirage des cartes pour déterminer de l'efficacité et de la sûreté d'un médicament ? Ainsi, le « panel Ivermectine » de l'OMS formule cette recommandation de ne pas utiliser l'Ivermectine en « *supposant des effets similaires* »... Dans les mois qui suivent, le « panel Ivermectine » de l'OMS va se retrouver dans la panade. De très nombreux scientifiques de plusieurs pays vont produire de nouvelles études importantes confirmant celles déjà existantes, démontrant l'inexactitude complète de cette très curieuse et soudaine recommandation du « panel » de l'OMS. Elle va aussi conduire des chercheurs, médecins et journalistes d'investigation à s'interroger sur les raisons de cette « *supposition des effets* ».

80. OMS, *Thérapeutique et Covid-19 : lignes directrices*, 31 mars 2021.

Un médicament révolutionnaire d'une rare sûreté

L'une des plus importantes études scientifiques[81] réalisées sur la sûreté et l'efficacité de l'Ivermectine contre la covid-19 est publiée au mois de mai 2021 par *American Journal of Therapeutics*[82]. Les chercheurs y indiquent qu'« *il existe de plus en plus de preuves démontrant à la fois l'innocuité et l'efficacité de l'Ivermectine dans la prévention et le traitement de la Covid-19. Les analyses épidémiologiques à grande échelle valident les résultats des études in vitro, animales, prophylactiques et cliniques. Les données épidémiologiques des régions du monde où l'utilisation de l'Ivermectine est répandue ont démontré une réduction temporellement associée du nombre de cas, des hospitalisa-*

81. *Review of the Emerging Evidence Demonstrating the Efficacy of Ivermectin in the Prophylaxis and Treatment of Covid-19 (Examen des données probantes émergentes démontrant l'efficacité de l'Ivermectine dans la prophylaxie et le traitement de la Covid-19)*, Kory, Pierre MD ; Meduri, Gianfranco Umberto MD ; Varon, Joseph MD ; Iglesias, Jose DO ; Marik, Paul E. MD, *Review of the Emerging Evidence Demonstrating the Efficacy of Ivermectin in the Prophylaxis and Treatment of Covid-19, American Journal of Therapeutics* : May/June 2021,Volume 28, Issue 3, p. e299-e318 doi: 10.1097/MJT.0000000000001377
82. *American Journal of Therapeutics* est une revue scientifique étasunienne spécialisée qui présente des articles originaux sur les dernières approches thérapeutiques, ainsi que des articles critiques sur le processus d'approbation des médicaments et des revues thérapeutiques couvrant la pharmacocinétique, les affaires réglementaires, la pharmacologie clinique pédiatrique, l'hypertension, le métabolisme et les systèmes d'administration de médicaments. Son originalité est de permettre aux médecins et chercheurs de toutes spécialités d'accéder rapidement aux récents développements pharmacologiques en cardiologie, maladies infectieuses, oncologie, anesthésiologie, néphrologie, toxicologie et psychotropes sans avoir à parcourir des piles de revues médicales.
Site internet : www.journaux.lww.com

tions et des taux de mortalité ». Concernant la sûreté de l'Ivermectine, ils constatent qu'« *une étude qui combinait les résultats d'essais portant sur plus de 50 000 patients, des événements graves sont survenus chez moins de 1 % […]* ».

Dangereuse et neurotoxique l'Ivermectine, comme le diffusent alors des détracteurs du médicament ?

Là aussi, la réponse des scientifiques met à bas cette fausse information :

> « *Certains ont décrit l'Ivermectine comme potentiellement neurotoxique, mais une étude a effectué une recherche dans une base de données pharmaceutique mondiale et n'a trouvé que 28 cas parmi près de 4 milliards de doses avec des effets indésirables neurologiques graves, tels que l'ataxie, une altération de la conscience, des convulsions ou des tremblements.*[83] *Les explications potentielles comprenaient les effets des médicaments administrés de manière concomitante.* »

Et de préciser que « *le nombre total de cas signalés suggère que de tels événements sont extrêmement rares. Enfin, l'Ivermectine a été utilisée en toute sécurité chez les femmes enceintes, les enfants et les nourrissons* ».

---

83. Étude de Rebecca E.Chandler, Centre de surveillance d'Uppsala, Uppsala, Suède. *Les événements indésirables neurologiques graves après l'Ivermectine se produisent-ils au-delà de l'indication de l'onchocercose ?* National Library of Medicine, *Le Journal américain de médecine tropicale et d'hygiène (Am J Trop Med Hyg)*. Février 2018 ; 98(2) : 382-388. doi: 10.4269/ajtmh.17-0042. Publication en ligne du 30 novembre 2017.

Sans doute faut-il rappeler que depuis sa découverte en 1975 grâce aux recherches menées par le professeur Satoshi Omura de l'institut Kitasato au Japon[84] et le biologiste parasitologue irlandais William Campbell, l'Ivermectine eut relativement rapidement de belles heures de gloire[85].

« L'une des plus grandes réalisations médicales du 20e siècle »

Introduit à l'origine comme médicament vétérinaire, l'Ivermectine a rapidement eu des impacts historiques sur la santé humaine, améliorant la nutrition, la santé générale et le bien-être de milliards de personnes dans le monde depuis qu'il a été utilisé pour la première fois, en 1988, pour traiter l'onchocercose (cécité des rivières) chez l'homme. Les chercheurs qui ont conduit l'étude publiée par *American Journal of Therapeutics* en mai 2021 rappellent que l'Ivermectine *« s'est avéré idéal à bien des égards, étant donné qu'il était très efficace, à large spectre, sûr, bien toléré et qu'il pouvait être facilement administré. Le partenariat sans précédent entre Merck & Co. Inc et l'Institut Kitasato, soutenu par des organisations internationales de soins de santé, a été reconnu par de nombreux*

---

84. L'Institut Kitasato au Japon est l'un des grands centres de la recherche scientifique du Japon avec de nombreux autres (Université de Tokyo, Institut de la science médicale de l'Université de Tokyo, Universités de Kyoto, d'Osaka, Tsukuba, Nagoya, Hokkaido, etc. et l'Institut pluridisciplinaire RIKEN). Le Japon figure, avec la République populaire de Chine, la Fédération de Russie et Cuba, parmi les pays dont l'État, en rapport du Produit Intérieur Brut, consacre une part importante de son budget pour la Recherche et le Développement.

85. Satoshi Omura et William Campbell recevront en 2015 le prix Nobel de médecine pour leur découverte.

experts comme l'une des plus grandes réalisations médicales du 20e siècle. Un exemple a été la décision de Merck & Co de faire don de doses d'Ivermectine pour soutenir le programme de don de Mectizan qui a ensuite fourni plus de 570 millions de traitements au cours de ses 20 premières années [...] En outre, il a également été utilisé pour vaincre avec succès plusieurs autres maladies humaines et de nouvelles utilisations sont continuellement trouvées »[86].

Face à tant d'obstructions politiques et administratives des structures de l'Union européenne et de la France – parmi d'autres États –, il était nécessaire de rappeler ces beaux résultats qui sont bien souvent ignorés. Serait-ce que ceux-ci témoignent, d'une manière générale, de la fiabilité de l'Ivermectine ? C'est aussi pourquoi des médecins et scientifiques français vont, avec de nombreux autres à travers le monde, se mobiliser pour rétablir la réalité des faits, étudier, vérifier, préciser la sûreté et l'efficacité de l'Ivermectine contre la covid-19 et plaider en faveur du médicament qui aurait dû être sollicité dès le début de la crise sanitaire gouvernementale.

1 500 médecins s'adressent au ministre de la Santé Véran

Le mouvement enclenché en début d'année 2021 par les médecins français avec leurs organisations, la persévérance et l'expérience de leur avocat, maître Jean-Charles Teissedre, vont faire fructifier ce front de la vérité. Leur action et les interventions soutenues de leur conseil convainquent de nombreux autres médecins à s'engager. Le 7 mai 2021, ce ne sont plus cette fois 500, mais 1 500 médecins d'une

---

86. Crump A, Omura S. *Ivermectine, « médicament miracle » du Japon : la perspective de l'utilisation humaine.* Proc Jpn Acad Ser B. 2011;87:13-28.

centaine de départements qui font un recours gracieux auprès du ministre de la Santé, Olivier Véran, contre le rejet par l'ANSM de la demande de RTU pour l'Ivermectine dans le traitement de la covid-19. Leur démonstration va mettre bien du monde mal à l'aise au ministère de la Santé et dans ses administrations.

Pour ce qui est de la sûreté de l'Ivermectine de manière générale, *« à titre de comparaison,* écrivent-ils, *VigiBase, recueillant les données de pharmacovigilance de plus de 130 pays adhérents à l'OMS, relève en 30 ans 16 décès et 4 700 effets indésirables pour l'Ivermectine, contre 3 695 décès et 161 147 effets indésirables pour le Doliprane »*.

Présentant les grandes lignes de plusieurs des différentes études qui attestent de l'efficacité de l'Ivermectine aux plans prophylactique – « *une douzaine de publications passées sous silence* » par l'ANSM – et curatif – « *2 fois 67 patients traités au total pour les 3 études retenues par l'ANSM contre 17 562 patients sur 52 études recensées. Le choix de l'ANSM pour sa démonstration est très orienté !* » –, ils montrent comment l'ANSM a faussé les caractéristiques de l'Ivermectine pour notifier son refus[87].

Concernant la prophylaxie, « *aucune étude au monde n'est négative en ce qui concerne la prophylaxie, et l'ANSM prétend le contraire sans avancer une seule étude le démontrant* ».

Concernant le curatif, « *l'ANSM, pour démontrer l'inefficacité de l'Ivermectine, n'avance que 6 études, dont les 3 plus petites, sur une cinquantaine possible* ».

87. *Recours de 1 500 médecins auprès du ministre de la Santé pour l'Ivermectine*, *FranceSoir* (www.francesoir.fr), 12 mai 2021.

L'ANSM ignore les méta-analyses les plus importantes !

Les faits sont très graves, ainsi que l'indiquent ces professionnels de santé : « *L'ANSM balaie d'un revers la demi-douzaine de méta-analyses que nous avions transmises, refusant de les lire et d'en tenir compte, au prétexte qu'elles n'ont pas fait l'objet d'une validation par un comité de lecture, et comportant des études avec des insuffisances méthodologiques (celle de Kory, relue deux fois, vient d'être publiée)* », écrivent-ils au ministre.

Rappelant le premier paragraphe de la conclusion du rapport de Andrew Hill, chercheur de l'Université de Liverpool, pour l'OMS – « *Cette méta-analyse de 18 ECR* (NdA : essais randomisés contrôlés)[88] *portant sur 2 282 patients a montré une amélioration de 75 % de la survie, un délai de récupération clinique plus rapide et des signes d'un effet dose-dépendant de la clairance virale chez les patients recevant l'Ivermectine par rapport au traitement témoin* »[89] –, les

---

88. Un essai randomisé est l'étude de méthodes thérapeutiques (médicaments, soins, chirurgie, etc.) sur des groupes de patients répartis de différentes manières afin d'obtenir des preuves sur leurs effets bénéfiques et leurs risques. Pour être le plus précis possible, il doit comporter un grand nombre de patients, et non quelques dizaines. Ces essais pratiqués sur un grand nombre de patients – plusieurs milliers, dizaines ou centaines de milliers – sont coûteux. Les industriels de la pharmacie ne vont pas engager cette dépense pour une molécule bon marché comme l'Ivermectine même si celle-ci s'avère potentiellement efficace pour lutter contre une nouvelle maladie et permet de sauver des vies.

89. *Preliminary meta-analysis of randomized trials of ivermectin to treat SARS-CoV-2 infection (Méta-analyse d'essais randomisés sur l'Ivermectine pour traiter l'infection par le SARS-CoV-2)*. Auteurs : Andrew Hill avec l'équipe internationale du projet Ivermectine, Research Gate (www.reserachgate.net), janvier 2021. DOI : 10.21203/rs.3.rs-148845/v1. Andrew Hill est chercheur, Pro-

médecins qui s'adressent au ministre de la Santé mettent en regard la réponse de l'ANSM : *« Il ne peut être présumé d'un rapport bénéfice/risque favorable à l'Ivermectine en traitement curatif ou en prévention »*...

Le Docteur Gérard Maudrux, signataire à titre personnel du rapport adressé par les médecins au ministre Olivier Véran, souligne à la fin du mois de mars 2021 l'abondance de la documentation scientifique attestant de l'efficacité de l'Ivermectine : *« De plus en plus d'articles sortent, ainsi que des méta-analyses - dont une française. Et il y a un consensus, ce qui n'était pas le cas avec la chloroquine.* ***Il y a près de quatre-vingt-douze études et elles ont toutes le même résultat : une mortalité divisée par quatre, voire par cinq, et des symptômes qui disparaissent deux fois plus rapidement, en à peine plus de quarante-huit heures. Enfin, il n'y a aucun effet secondaire grave.*** *Qu'est-ce que ça nous coûterait d'essayer ? »*[90]. Le fait est qu'en quelques mois, la documentation scientifique sur l'Ivermectine s'est enrichie de manière importante et inédite pour un médicament.

Une succession de grandes études prouve l'efficacité de l'Ivermectine contre la covid-19

Un mois après que l'ANSM a refusé l'autorisation temporaire d'utilisation pour l'Ivermectine, *« la dernière méta-analyse en date, que n'avait pas l'ANSM »* qui *« vient de la Mayo Clinique* (NdA :

---

gramme ACT Accelerator (OMS) et Département de pharmacologie moléculaire et clinique de l'Université de Liverpool en Angleterre.

90. *Face au Covid, l'Ivermectine : médicament miracle bientôt reconnu ?* par Adrien Peltier, *Sputniknews* (www.fr.sputniknews.com), 30 mars 2021.

Rochester, Minnesota, États-Unis) » et regroupe « *38 études, plus de 15 000 patients* » conclut à « *une réduction de 80 % de la mortalité* » ![91]

Puis, le même mois de mai, *American Journal of Therapeutics* publie encore une autre étude[92] réalisée par des chercheurs de cinq grands centres étasuniens dont l'auteur principal est le docteur Pierre Kory, président de *L'Alliance de soins intensifs Covid-19 de première ligne* (FLCCC pour Front Line COVID-19 Critical Care Alliance)[93].

---

91. *A Meta-analysis of Mortality, Need for ICU admission, Use of Mechanical Ventilation and Adverse Effects with Ivermectin Use in Covid-19 Patients (Une méta-analyse de la mortalité, de la nécessité d'une admission en soins intensifs, de l'utilisation de la ventilation mécanique et des effets indésirables de l'utilisation de l'Ivermectine chez les patients Covid-19),* Étude de Smruti Karalé,Vikas Bansal, Janaki Makadia, Muhammad Tayyeb, Hira Khan, ShreeSpandana Ghanta, Romil Singh, Aysun Tekin, Abhishek Bhurwal, Hemant Mutneja, Ishita Mehra, Rahul Kashyap, publié par medRxiv (www.medrxiv.org), 4 mai 2021.

92. *Review of the Emerging Evidence Demonstrating the Efficacy of Ivermectin in the Prophylaxis and Treatment of Covid-19 (Examen des données probantes émergentes démontrant l'efficacité de l'Ivermectine dans la prophylaxie et le traitement de la Covid-19),* Kory, Pierre MD ; Meduri, Gianfranco Umberto MD ; Varon, Joseph MD ; Iglesias, Jose DO ; Marik, Paul E. MD, *Review of the Emerging Evidence Demonstrating the Efficacy of Ivermectin in the Prophylaxis and Treatment of Covid-19, American Journal of Therapeutics* : May/June 2021, Volume 28, Issue 3, p. e299-e318 doi: 10.1097/MJT.0000000000001377

93. L'Alliance FLCCC, organisation humanitaire à but non lucratif, a été organisée en mars 2020 par un groupe de médecins/universitaires en soins intensifs hautement publiés et de renommée mondiale – avec le soutien académique de médecins alliés du monde entier – pour rechercher et développer des protocoles vitaux pour la prévention et le traitement de covid- 19 à tous les

Ils indiquent dans leur conclusion :

« Des méta-analyses basées sur 18 essais de traitement contrôlés randomisés de l'Ivermectine dans la Covid-19 ont trouvé des réductions importantes et statistiquement significatives de la mortalité, du temps de récupération clinique et du temps de clairance virale. De plus, les résultats de nombreux essais contrôlés de prophylaxie font état de risques considérablement réduits de contracter la Covid-19 avec l'utilisation régulière d'Ivermectine. »

Appel aux professionnels de santé du monde entier

« Nous avons fait le travail que les autorités médicales n'ont pas réussi à faire, nous avons effectué l'examen le plus complet des données disponibles sur l'Ivermectine », dira le docteur Kory. Les résultats qu'ils obtiennent lors de leur grande étude mettent en relief l'incurie des autorités politiques et sanitaires. Le constat est dramatique :

> *« Nous ne pouvons plus compter sur les autorités sanitaires pour procéder à un examen honnête des preuves médicales et scientifiques.* ***Nous demandons donc aux autorités régionales de santé publique et aux professionnels de la santé du monde entier d'exiger que l'Ivermectine soit incluse dans la norme de soins afin de mettre fin à cette pandémie une fois pour toutes. »***[94]

---

stades de la maladie. Leur protocole de traitement hospitalier MATH + – introduit en mars 2020 – a sauvé des dizaines de milliers de patients gravement malades de la covid-19. Site internet : www.covid19criticalcare.com

94. Source : *American Journal of Therapeutics*, May, June, 2021. DOI : 10.1097/MJT.0000000000001377

Passant en revue les résultats de plusieurs études importantes, ils décrivent le travail de coordination exemplaire et inédit accompli avec le British Ivermectin Recommendation Development Panel (BIRD) et l'Evidence-Based Medicine Consultancy Ltd pour formuler plus rapidement une directive de traitement à l'Ivermectine en suivant un processus d'élaboration de lignes directrices conforme à la norme de l'OMS.

L'Alliance FLCCC : une réunion internationale de médecins, chercheurs et patients

Le 12 février 2021, une réunion internationale s'est tenue, à laquelle participait un consortium international de 75 praticiens, chercheurs, spécialistes, consultants de longue date auprès de nombreuses organisations nationales et internationales de santé publique, dont l'OMS, et représentants de patients de 16 pays et de la plupart des régions du monde. Ils ont effectué une revue systématique et une méta-analyse. « *Ce panel d'élaboration de recommandations a présenté les résultats de la méta-analyse de 18 ECR de traitement et 3 ECR de prophylaxie incluant plus de 2 500 patients, ainsi qu'un résumé des essais d'observation et des analyses épidémiologiques liées à l'utilisation régionale de l'Ivermectine* », indiquent les chercheurs. Mais surtout, fait important et pratiquement inexistant dans les administrations de l'Union européenne et française, « *après une période de discussion, un vote a eu lieu sur plusieurs aspects des données sur l'Ivermectine, conformément aux processus standards d'élaboration des directives de l'OMS.* ***Les participants du panel ont trouvé que la certitude des preuves des effets de l'Ivermectine sur la survie était solide et ils ont recommandé une adoption inconditionnelle pour une utilisation***

dans la prophylaxie et le traitement du Covid-19 ». Cette initiative de première importance sera rapportée en détail par l'Alliance FLCCC, qui diffusera leur recommandation : « ***L'utilisation d'Ivermectine réduit le risque de contracter le Covid-19 de plus de 90 % et la mortalité de 68 % à 91 %*** ». L'Alliance FLCCC rend compte régulièrement des avancées de l'Ivermectine pour soigner de la covid-19 sur son site internet (www.covid19criticalcare.com) et ses professionnels de la santé publique et de la recherche interviennent chaque jour sur le terrain[95].

Difficile de faire mieux pour prouver, s'il le fallait encore, l'efficacité et la sûreté de l'Ivermectine contre la maladie covid-19.

« *Un impact significatif sur la pandémie* »

Au mois de juin suivant, une nouvelle méta-analyse[96] de 15 essais révèle que l'Ivermectine réduit le risque de décès par rapport à l'absence d'Ivermectine.

---

95. FLCCC Alliance (www.covid19criticalcare.com), *Déclaration de l'Alliance FLCCC sur les actions irrégulières des agences de santé publique et la campagne de désinformation généralisée contre l'Ivermectine*, 12 mai 2021.
96. *Ivermectin for Prevention and Treatment of Covid-19 Infection - A Systematic Review, Meta-analysis, and Trial Sequential Analysis to Inform Clinical Guidelines (Ivermectine pour la prévention et le traitement de l'infection au Covid-19 - Une revue systématique, une méta-analyse et une analyse séquentielle des essais pour éclairer les lignes directrices cliniques)*, auteurs : Bryant, Andrew Msc ; Lawrie, Theresa A. MBBCh, PhD ; Dowswell, Therese PhD ; Fordham, Edmund J. PhD ; Mitchell, Scott MBChB, MRCS ; Hill, Sarah R. PhD ; Tham, Tony C. MD, FRCP. *Ivermectin for Prevention and Treatment of Covid-19 Infection, American Journal of Therapeutics,* June 17, 2021 - Volume Publish Ahead of Print - Issue - doi: 10.1097/MJT.0000000000001402

Conclusion de cette autre méta-analyse :

> *« Des preuves de certitude modérée montrent que des réductions importantes des décès dus à la Covid-19 sont possibles en utilisant l'Ivermectine. L'utilisation d'Ivermectine au début de l'évolution clinique peut réduire le nombre de patients évoluant vers une maladie grave. La sécurité apparente et le faible coût suggèrent que l'Ivermectine est susceptible d'avoir un impact significatif sur la pandémie de SARS-CoV-2 dans le monde. »*

L'ANSM écarte de son rapport tous les spécialistes de l'Ivermectine

Autre fait étrange pour un organisme comme l'ANSM qui revendique une démarche scientifique : celle-ci n'aurait entendu aucun des grands spécialistes de l'Ivermectine pour construire son rapport. Ce n'est pourtant pas faute que les médecins lui aient suggéré de nombreux contacts : *« Nous avions également proposé à l'ANSM de contacter les spécialistes qui, en France, connaissaient le mieux l'Ivermectine pour avoir travaillé le sujet. Le laboratoire Medincell qui prépare un dossier avec des études pour une AMM concernant une forme à action prolongée, avec une grosse publication sur la sécurité du médicament faite par Jacques Descotes, professeur émérite à l'Université Claude Bernard à Lyon, Jean-Pierre Changeux de l'Académie des Sciences, professeur honoraire au Collège de France et à l'Institut Pasteur, et Pierre-Jean Guillausseau de l'Université de*

Paris Sorbonne, auteur d'un gros travail d'analyse des études étrangères. »[97]

L'ANSM écoutera-t-elle les arguments de ces grands chercheurs et prendra-t-elle en compte leurs travaux ?

« *Aucun n'a été consulté* », précisent les médecins, qui ajoutent que l'agence sous tutelle du ministère des Solidarités et de la Santé a également laissé de côté bien d'autres données importantes. C'est ainsi « *qu'il n'est pas fait état des constatations très positives faites dans deux Ehpad en France en début d'épidémie et portées à la connaissance des autorités. Aucun médecin prescripteur n'a été contacté pour évoquer son expérience, alors que ce sont ces remontées de terrain qui ont permis au Baclofène d'avoir une RTU dans l'addiction alcoolique, sans aucune étude clinique, montrant qu'il existe d'autres moyens que les études étrangères pour évaluer l'efficacité d'un médicament* », rapportent les médecins qui s'adressent au ministre de la Santé.

Faut-il y voir la démonstration que l'ANSM aurait rédigé un rapport complaisant laissant le champ libre à des sociétés transnationales de la pharmacie, principalement étasuniennes, fabricants de produits géniques expérimentaux présentés comme des « vaccins » et autres médicaments aux effets incertains comme le Remdesivir ? Car même la loi ne semble pas avoir été respectée par

97. Le biologiste français Jean-Pierre Changeux, grand neuroscientifique connu pour ses recherches dans plusieurs domaines de la biologie et reconnu au plan international, professeur émérite de l'Institut Pasteur, auteur de plusieurs publications scientifiques importantes et ouvrages, est l'un de ceux qui connaît le mieux au monde le mécanisme et l'efficacité de la molécule Ivermectine.

l'ANSM dans la préparation de son rapport. Explication des médecins :

« *La volonté d'indépendance et de transparence de ces décisions, ayant conduit à la création de l'AFSSAPS suite à l'affaire du sang contaminé, devenue ANSM suite à l'affaire du Médiator, a été ignorée. Pour accéder à cette transparence, le docteur Maraninchi, premier directeur de l'ANSM, avait décidé que les commissions décisionnelles seraient enregistrées et disponibles au public, ce qui avait été transposé dans les textes : Article L1451-1-1 du code de la Santé publique créé par la Loi n°2011-2012 du 29 décembre 2011 - art 1. Cet article concerne la transparence et les liens d'intérêts, et précise :* "À cette fin sont prévus : 1° L'enregistrement des débats et la conservation de ces enregistrements". *Nous avons donc demandé à l'ANSM de nous fournir ces documents afin de savoir ce qui a été défendu et par qui. Vous trouverez ci-joint leur réponse : de tels documents n'existent pas ! Le contenu de cette réponse semble montrer que pour accepter ou refuser une RTU (et probablement une ATU), il n'y a pas de discussion, pas de réunion officielle, et on est en droit de se demander si des médecins ont participé à cette décision.* »

Une volonté délibérée d'empêcher le traitement

Aussi, des questions se posent sur lesquelles les médecins ne manquent pas d'interpeller le ministre de la Santé, Olivier Véran : « *Pourquoi ces méta-analyses sont ainsi écartées ? Parce qu'elles arrivent toutes aux mêmes conclusions, qui ne sont pas celles voulues par l'ANSM ? Ce qu'elles disent est simple : l'utilisation de l'Ivermectine divise par 4 à 5 la mortalité de la Covid, et dans 80 % des cas, les troubles disparaissent deux fois plus vite* ». C'est pourquoi les médecins considèrent que « ***cette décision est une décision***

purement politique ou financière, alors qu'elle ne devrait répondre qu'à des critères médicaux, à savoir le bénéfice/risque qui est, contrairement à ce que dit l'ANSM, favorable ».

Rien de neuf du côté de l'ANSM qui, semble-t-il, paraît ne vouloir rien voir, une nouvelle fois.

« *Combien de morts faudra-t-il cette fois pour autoriser un médicament qui évite 4 morts sur 5 ?* »

Pour mémoire, il aura fallu un peu plus de dix ans pour que l'ANSM soit condamnée à la peine maximum - 303 000 euros d'amende - dans l'affaire du Médiator, l'un des pires scandales sanitaires de France, qui fit au minimum plus de 6 500 victimes et 500 décès, pour avoir « *gravement failli dans sa mission* ». « *À l'époque,* rappelle le docteur Gérard Maudrux, *elle a tardé pour retirer le médicament, avec 2 000 morts dus à ce retard. Combien de morts faudra-t-il cette fois pour autoriser un médicament qui évite 4 morts sur 5, ce que disent toutes les études qui ont comme critère la mortalité ? Combien d'années ensuite pour la faire condamner ?* » Pour ce professionnel de la santé publique, « *les décisions sont politiques et financières, elles ne sont pas médicales. C'est un médicament totalement inoffensif, il y a moins de quinze morts en trente ans sur 4 milliards de prescriptions. C'est 100, voire 1 000 fois plus avec le Doliprane, tout le monde le sait* », tempête le docteur Maudrux. « *L'Ivermectine serait vendue à 1 000 euros, des tas de labos présenteraient des dossiers à l'ANSM... En attendant, des gens meurent !* »

Serait-ce le fait que ce médicament peu coûteux, facile d'utilisation et, semble-t-il, très efficace et sûr contre la covid-19, nuise à la vente de médicaments et de doses de « vaccins » potentiellement dangereux et aux effets secondaires graves, mais surtout beaucoup plus chers et donc beaucoup plus bénéfiques financièrement pour les profits de leurs fabricants ? Du Remdesivir aux « vaccins » et autres médicaments créés rapidement dans le cadre de ladite « pandémie », des dizaines de milliards de dollars US sont en jeu.

Cinq mois avant que l'OMS ne constate, en décembre 2020, concernant le Remdesivir, qu'il « *importait avant tout de démontrer l'efficacité de ce médicament, ce que les données dont on dispose actuellement n'établissent pas* » – et cela alors que ce médicament est déjà vendu aux États-Unis depuis le mois de mai 2020 et à l'Union européenne depuis le mois de juillet suivant –, le PDG de Gilead Sciences, Daniel O'Day, son fabricant, tenait un discours bien différent : « *Notre traitement expérimental est le premier antiviral à avoir démontré une amélioration des patients dans les essais cliniques pour Covid-19* », assurait-il. Il indiquait alors que celui-ci serait vendu « *390 $ par flacon. Sur la base des schémas de traitement actuels, la grande majorité des patients devraient recevoir un traitement de 5 jours utilisant 6 flacons de Remdesivir, ce qui équivaut à 2 340 $ par patient* »[98]. C'est cher payé pour un médicament dont la grande étude de l'OMS indique que l'« *on ne dispose pas de données prouvant que le Remdesivir améliore les résultats* » ; et même très cher payé alors qu'une étude sur les coûts des nouveaux traitements indique que « *les coûts de production minimum estimés étaient de 0,93 USD/jour pour le Remdesivir* »[99]... Passé le temps du cher

---

98. Source : Gilead Sciences, communiqué de presse du 29 juin 2020.

99. Source : *Minimum costs to manufacture new treatments for Covid-19 (Coûts minimaux pour fabriquer de nouveaux traitements pour Covid-19)*, étude de Andrew Hill, Junzheng Wang, Jacob Levi, Katie Heath et Joseph Fortunak, *Journal of Virus Eradication*, National Center for Biotechnology Infor-

Remdesivir à l'efficacité non démontrée, les dirigeants de l'Union européenne, comme ceux d'administrations du ministère français des Solidarités et de la Santé, vont écarter systématiquement tous les éléments - chercheurs spécialistes de l'Ivermectine, études contrôlées, données statistiques, documentation scientifique, etc. - qui confirment l'efficacité et la sûreté de l'Ivermectine. **Les organismes d'expertise et de conseil - Conseil scientifique et CARE** - mis en place à l'initiative du président Macron **portent la responsabilité de cette désinformation des dirigeants politiques et administratifs** tout comme ceux de l'OMS.

Le ministre Véran ne répond pas aux médecins

À Paris, le ministre de la Santé Olivier Véran, sans doute en difficulté pour s'expliquer, transmet le recours amiable que lui ont adressé les médecins le 7 mai 2021 au Directeur général de la Santé publique, Jérôme Salomon, en le chargeant de répondre au rapport détaillé formulé par maître Jean-Charles Teissedre. Jérôme Salomon est surtout connu du grand public depuis son sketch comique « bal masqué » qu'il donna lors des mois de mars et avril 2020. Sur la question du port du masque dit « barrière », ce haut fonctionnaire assurait le 11 mars, avec un air docte, qu'« *il y a un consensus très clair aujourd'hui pour dire qu'il ne faut surtout pas avoir de masques pour le grand public, ça n'a pas d'intérêt et c'est même presque faussement protecteur* » ; puis le 18 mars, qu'« *il n'y a pas de sens à porter ce masque lors des déplacements autorisés* ». Mais, le 31 mars, le président Macron dira, lui, que « *les masques, c'est une bataille*

---

mation (NCBI) - division de la National Library of Medicine (NLM) -, 30 avril 2020. doi: 10.1016/S2055-6640(20)30018-2 *essentielle, le gouvernement a fait toute la transparence et s'est mobilisé depuis le premier jour* ». « Transparence » ? Pas vraiment, et ce serait à mourir de rire s'il n'était question de la santé des Français. Aussi, le 3 avril suivant, Jérôme Salomon revoit sa copie et affirme cette fois, après l'intervention présidentielle, « *encourager le grand public, s'il le souhaite, à porter des masques* ». Puis, le 22 du même mois, sans doute encore sous l'effet de la déclaration présidentielle, qu'il « *a toujours plaidé pour l'accès aux masques grand public* » ! « The right man at the right place » (« la bonne personne au bon endroit ») comme disent les Anglais… Avec cet embarrassant rapport, faute de pouvoir répondre sur le fond, Salomon botte en touche. Il balaie en quelques lignes l'important rapport. Dans un courrier en date du 10 juin 2021 adressé au conseil des médecins, maître Jean-Charles Teissedre, celui-ci écrit qu'« *en l'absence de lien hiérarchique entre le ministre des Solidarités et de la Santé et le Directeur général de l'ANSM, ce recours doit être requalifié en recours gracieux. J'ai en conséquence transmis sans attendre ce recours au directeur général des l'ANSM, auteur de la décision* ». Effet secondaire du « vaccin » Pfizer sur le DG de la Santé ? Car l'ANSM « *placée sous la tutelle du ministère en charge de la Santé [...] est financée par une subvention pour charge de service public. Son directeur général prend des décisions, au nom de l'État, pour garantir l'accès aux produits de santé et la sécurité des patients* »[100]. Le DG de la Santé l'ignorerait-il ?! Les personnes dont l'état s'aggrave ou qui décèdent faute d'être soignées avec le traitement Ivermectine accordent une grande importance au « lien hiérarchique »…

---

100. Source : Ministère des Solidarités et de la Santé, ANSM, *Contrat d'objectifs et de performance 2019-2023*, p. 9.

L'ANSM persiste dans son refus

Le 24 juin, la Directrice générale de l'ANSM confirmera son courrier du 31 mars précédent dans lequel elle indiquait « *qu'une telle RTU ne pouvait à ce jour être élaborée en application de l'article L. 5121-12-1 du Code de la santé publique (CSP), les données scientifiques disponibles ne permettant pas de conclure qu'un rapport bénéfice/risque favorable puisse être présumé [...] Toutefois, l'article L. 5322-2 du CSP prévoit que les décisions prises par le directeur général de l'Agence ne sont susceptibles d'aucun recours hiérarchique. Le Directeur général de la santé vous a informé [...] que votre recours hiérarchique devait donc être requalifié en recours gracieux et attribué à ce titre à l'Agence.* » Et de préciser « *qu'en l'absence de réponse de la part de l'Agence au terme d'un délai de deux mois à compter de votre demande, soit le 18 juillet 2021, votre demande sera réputée rejetée* ».

Ainsi, alors que selon le président Macron « *nous sommes en guerre* » et en période d'urgence sanitaire, quand plus de 1 500 médecins s'adressent directement à leur ministre, le Directeur général de la santé joue sur la procédure en envoyant le dossier à l'ANSM, manière de reporter encore dans le temps les réponses que les médecins sont en doit d'attendre à leurs importantes questions.

Ainsi, entre le 28 décembre 2020, date de l'intervention amiable de maître Teissedre auprès de l'ANSM pour demander l'élaboration d'une recommandation temporaire d'utilisation (RTU) de l'Ivermectine, et le 24 juin 2021, date de la réponse de la Directrice générale de l'ANSM, il se sera écoulé six mois pendant lesquels l'ANSM n'a pas changé sa position sur l'Ivermectine malgré les études scientifiques qui se succèdent. Six mois pendant lesquels l'ANSM vante les charmes du Remdesivir, puis de différents « vaccins » mis sur le marché à grande vitesse, à coups de grandes ponctions de fonds publics et à grands risques, ainsi qu'en attestent les effets secondaires graves qui leur sont liés. Alors que je questionne l'avocat pénaliste sur ces atermoiements, sa réponse est directe et étayée d'éléments juridiques :

« À la suite du refus de RTU de l'ANSM, les 1 500 médecins ont écrit directement au ministre de la Santé. Je suis seulement mentionné comme avocat, l'idée étant que des médecins s'adressent directement au médecin-ministre Véran. Et c'est le directeur général de la santé qui répond. Première anomalie. Il décide de réorienter la demande de RTU à la place du ministre : seconde anomalie. »

Autre point de la réponse de la Directrice générale de l'ANSM qui met en lumière le comportement bureaucratique de ces fonctionnaires : l'article L. 5322-2 du Code de Santé publique auquel elle fait référence en se gardant bien d'en appliquer toutes les dispositions qu'il autorise.

En effet, l'avocat des médecins et scientifiques souligne que « *cet article dispose que si "les décisions prises par le directeur général en application du présent article ne sont susceptibles d'aucun recours hiérarchique", toutefois, "en cas de menace grave pour la santé publique, le ministre chargé de la santé peut s'opposer, par arrêté motivé, à la décision du directeur général et lui demander de procéder, dans le délai de trente jours, à un nouvel examen du dossier ayant servi de fondement à ladite décision. Cette opposition est suspensive de l'application de cette décision". J'en déduis que le ministre de la Santé ne considère pas que nous sommes dans un cas de menace grave pour la santé publique... en pleine pandémie ! Je lui en laisse la responsabilité, car à force d'esquiver, on prend des risques pour soi et on en fait prendre aux autres. »*[101]

Plusieurs hauts fonctionnaires français visés par une plainte pour corruption

Puis, c'est l'association BonSens (www.bonsens.org), qui comprend et agit avec des médecins et chercheurs, qui fait appel à maître Jean-Charles Teissedre pour mener une autre action en justice. Une plainte pour corruption est déposée le 6 avril 2021 au nom et pour le compte de l'association au Parquet national financier (PNF), l'institution financière chargée de traquer la grande délinquance financière et économique. Parmi les nombreux éléments de preuves recueillis par maître Teissedre et déposés au Parquet figure une vidéo tendant à prouver l'existence d'une fraude impliquant un ou plusieurs fonctionnaires français[102].

Pour ce spécialiste du droit pénal international qui a pris à cœur la cause des médecins soutenant le traitement Ivermectine contre la covid-19, *« il n'est pas possible de dire au public, que ce soit au niveau de l'OMS, de l'AEM, du ministre de la Santé, du gouvernement jusqu'au président de la République : "Nous mettons tout en œuvre dans des délais records pour tenir compte de l'urgence" tout en ne donnant des autorisations qu'à des produits nouveaux, rentables pour l'industrie pharmaceutique et potentiellement ruineux pour l'Union européenne, les États et les sécurités sociales. »*

---

101. Entretien avec l'auteur, juillet 2021.

102. Plusieurs de ces éléments ne peuvent être rapportés complètement ici afin de ne pas gêner la procédure en cours devant le PNF.

Le fait est, comme l'enquête journalistique le met également en évidence, qu'il existe une succession d'événements qui s'imbriquent les uns dans les autres. Ceux-ci établissent de manière indiscutable qu'un médicament efficace et sûr qui peut soigner, l'Ivermectine, a été politiquement et administrativement bloqué au moment où d'autres médicaments et produits « vaccins », beaucoup moins sûrs, à l'efficacité incertaine et surtout beaucoup plus chers, obtenaient très rapidement des autorisations de mise sur le marché. Fin connaisseur d'affaires qui mettent en jeu des administrations de différents pays et en possession de nombreuses preuves dans le dossier Ivermectine, maître Teissedre monte d'un cran dans les accusations :

> **Maître Jean-Charles Teissedre :** Ce que je retire de cette immersion dans le domaine fascinant de la santé publique est que l'on sait aller très vite quand il s'agit de produits nouveaux qui représentent un espoir, mais aussi un risque, et que l'on fait preuve d'un excès de prudence pour des médicaments que l'on connaît parfaitement, mais dont le repositionnement est entravé jusqu'à l'absurde. On avance à la vitesse de l'escargot quand il s'agit de médicaments génériqués qui n'intéressent pas l'industrie, pas même les génériqueurs, qui ne sont pas d'accord pour financer des essais cliniques pour des molécules hors brevet parce qu'ils n'auront aucune garantie ni exclusivité à l'issue[103].
>
> *Comment établir la corruption dans le dossier Ivermectine ?*
>
> **Me J-C.T. :** Je ne peux traiter en l'état de la procédure devant le PNF des éléments que nous discuterons. Il faut laisser le

103. Entretien avec l'auteur, juillet 2021.

Procureur de la République financier et les magistrats spécialisés travailler sereinement et prendre le temps d'étudier ce dossier complexe. De manière générale, le droit depuis longtemps est complotiste : il appréhende et sanctionne les pratiques anticoncurrentielles. C'est vrai aux USA, dans l'Union européenne et en France. Et la première pratique prohibée est l'entente, une notion juridique bien connue des juristes. Il s'agit de la concertation entre plusieurs acteurs d'un marché qui s'entendent entre eux au détriment d'entreprises concurrentes et de consommateurs.

Les conséquences de cette entente au sens juridique, les millions de personnes qui n'ont pu être soignées et celles qui sont décédées faute d'avoir pu être soignées à temps comme elles l'auraient été si l'Ivermectine avait été utilisé en traitement de masse, peuvent-elles être prises en compte par les magistrats ?

Me J-C.T. : Normalement, oui, mais **cette action devant le PNF a surtout pour objectif de montrer comment et pourquoi l'Ivermectine a été bloquée, écartée comme traitement de masse et de désigner les responsables qui se sont concertés et entendus pour le faire**. Dans ce dossier, ceux qui sont dans la course au vaccin et à des traitements nouveaux sont capables d'assumer des conséquences morbides pour les malades. Pour des centaines de milliards et pour moins que ça, dans le monde des affaires, on est capable d'accepter des morts à l'infini, parce que ma conviction est qu'il y a eu une perte de chance vertigineuse pour les malades. En s'immisçant, pour aider big pharma, dans la relation médecin-patient, les autorités sanitaires ont selon moi fait une énorme erreur.

Une exclusion systématique des preuves des qualités de l'Ivermectine

Propos similaires du côté des médecins et scientifiques regroupés au sein de l'Alliance FLCCC. Organisation humanitaire à but non lucratif, l'Alliance de soins intensifs covid-19 de première ligne (FLCCC) a été organisée en mars 2020 par un groupe de médecins et d'universitaires spécialisés en soins intensifs hautement publiés et de renommée mondiale. Avec le soutien académique de médecins du monde entier, l'Alliance FLCCC a pour objectif de rechercher et développer des protocoles vitaux pour la prévention et le traitement de la covid-19 (Site internet : www.covid19criticalcare.com) Poursuivant leur enquête sur les conditions des prises de décisions contre l'Ivermectine, ils apportent de nouvelles preuves[104] sur la mise à l'écart du médicament dans une analyse très documentée publiée au mois de mai 2021.

Concernant la « recommandation » du 31 mars 2021 de l'OMS *« de ne pas utiliser l'Ivermectine chez les patients atteints de Covid-19, sauf dans le cadre d'un essai clinique »*, ils indiquent que l'organisation internationale a *« arbitrairement et sévèrement limité l'étendue et la diversité des conceptions d'études considérées (par exemple, des essais contrôlés observationnels rétrospectifs (OCT), des*

104. Source : FLCCC Alliance (www.covid19criticalcare.com), *Déclaration de l'Alliance FLCCC sur les actions irrégulières des agences de santé publique et la campagne de désinformation généralisée contre l'Ivermectine*, 12 mai 2021.

OCT prospectifs, épidémiologiques, quasi randomisés, randomisés, contrôlés par placebo, etc.) ».

De plus, l'organisation onusienne a « *mal interprété la' qualité globale des données d'essai pour saper les études incluses* ».

Les conséquences sont très graves, puisque le seul médicament efficace, sûr et pratiquement sans effets secondaires importants permettant de lutter contre la covid-19 est ainsi écarté du traitement, d'une part par des décisions arbitraires et, d'autre part, par l'exclusion systématique de toutes les études prouvant sa sûreté et son efficacité : « *Le panel de l'OMS sur l'Ivermectine n'a arbitrairement inclus qu'une sélection étroite des études médicales disponibles que leur équipe de recherche avait été chargée de collecter lors de la formulation de leur recommandation sans pratiquement aucune explication sur les raisons de l'exclusion d'une quantité aussi volumineuse de preuves médicales à l'appui* », précise l'Alliance FLCCC.

Ainsi, toutes « *les données-clés de l'essai sur l'Ivermectine ont été exclues de l'analyse* ». L'OMS a :

1. exclu tous les ECR « quasi-randomisés » de la considération (deux essais exclus avec plus de 200 patients qui ont signalé des réductions de la mortalité) ;
2. exclu tous les ECR dans lesquels l'Ivermectine a été comparée ou administrée avec d'autres médicaments. Deux de ces essais avec plus de 750 patients ont rapporté des réductions de la mortalité ;
3. exclu de l'examen 7 des 23 résultats disponibles d'ECR sur l'Ivermectine. De telles irrégularités ont faussé l'évaluation correcte des résultats importants (évaluation de la mortalité, des impacts sur la clairance virale, effets indésirables) ;

4. exclu tous les ECR étudiant la prévention de la covid-19 avec l'Ivermectine, sans justification à l'appui. Trois ECR incluant près de 800 patients ont trouvé une réduction de plus de 90 % du risque d'infection lorsque l'Ivermectine est prise à titre préventif.

5. exclu les essais contrôlés observationnels (OCT), avec 14 études sur l'Ivermectine. Ceux-ci comprenaient des milliers de patients, y compris ceux utilisant l'appariement de propension, une technique qui s'est avérée conduire à une précision similaire à celle des ECR[105] ;

6. exclu de nombreuses études épidémiologiques publiées malgré la demande et la réception d'une présentation des résultats d'une équipe de recherche épidémiologique de premier plan[106]. En résumé, la recommandation de l'OMS selon laquelle « *l'Ivermectine ne doit pas être utilisée en dehors des essais cliniques* » est entièrement basée sur :

– le rejet de grandes quantités de données d'essai ;

– la dégradation de la qualité des preuves ;

– l'omission délibérée d'une relation dose-réponse avec la clairance virale.

---

105. « *L'appariement sur le score de propension permet de vérifier la similarité des caractéristiques moyennes entre un groupe expérimental et un groupe témoin, ce qui permet d'obtenir une estimation de l'impact impartiale.* » White, H. et Sabarwal S. (2014). *Méthodes et modèles quasi expérimentaux,* Note méthodologique n°8, Centre de recherche Innocenti, Florence, UNICEF. www.unicef-irc.org

106. Source : FLCCC Alliance (www.covid19criticalcare.com), *Déclaration de l'Alliance FLCCC sur les actions irrégulières des agences de santé publique et la campagne de désinformation généralisée contre l'Ivermectine,* 12 mai 2021.

Mais l'OMS ne s'est pas contentée de minimiser la quantité des preuves de la sûreté et de l'efficacité de l'Ivermectine et de réduire la qualité des preuves scientifiques.

L'OMS au cœur d'une campagne de désinformation

« *Les nombreuses méthodes employées par l'OMS pour fausser la base de preuves et arriver à une non-recommandation sont rendues encore plus suspectes et discutables par les éléments suivants* », indique L'Alliance FLCCC qui liste une multitude de graves dysfonctionnements : de curieuses procédures (« *le groupe de développement de lignes directrices (GDG) n'a pas procédé à un vote sur l'utilisation de l'Ivermectine* ») ; de multiples pressions extérieures (« *les sponsors d'Unitaid*[107] *auraient inséré de multiples limitations et affaibli les conclusions du manuscrit de revue systématique pré-imprimé par l'équipe de recherche d'Unitaid, ce qui a récemment conduit à des accusations formelles d'inconduite scientifique* »). La conjonction de ces pressions sur l'organisation internationale avec le manque de démocratie dans le processus décisionnel ont entraîné des « *récentes plaintes de dénonciateurs de l'OMS concernant des influences externes dans d'autres rapports de l'OMS Covid, ainsi que des tentatives d'or-*

107. Unitaid a été créé en 2006 par les gouvernements du Brésil, du Chili, de la France, de la Norvège et du Royaume-Uni pour financer des étapes de la recherche de nouveaux médicaments. Cet organisme privé est hébergé au siège de l'OMS à Genève et financé essentiellement par des fondations. Il n'aurait aucune utilité dans le cadre d'un fonctionnement démocratique de l'OMS et si les États faisaient de la Santé et de la Recherche deux postes prioritaires de leurs budgets nationaux. Unitaid indique avoir reçu « *depuis sa création en 2006, environ 3 milliards de dollars de contributions de donateurs* ». Une somme qui serait la bienvenue dans le budget de l'OMS…

ganisations de financement externes massives pour accroître leur influence dans la formulation des politiques de l'OMS ». S'y ajoute même « *la découverte de différences marquées dans les bases factuelles utilisées pour étayer les recommandations antérieures des lignes directrices de l'OMS/BIRD pour l'Ivermectine dans d'autres maladies* ». Non, ne doutez pas : vous êtes bien au siège de l'Organisation mondiale de la santé, département « Panel Ivermectine »...

C'est en réalité une véritable campagne de désinformation qui est menée au niveau mondial par les sociétés transnationales de la pharmacie afin d'empêcher le traitement de la covid-19 par l'Ivermectine.

Quel intérêt ? Permettre à des médicaments moins ou peu efficaces et, pour certains, aux effets secondaires indésirables potentiellement graves, mais nouveaux et surtout beaucoup plus rentables financièrement pour leurs fabricants, d'être autorisés sur le marché à grande échelle et vendus massivement !

L'Alliance FLCCC a décortiqué la manière dont la désinformation s'est organisée contre l'Ivermectine :

1. désinformation : la FDA a publié des avis exagérant les dangers de l'Ivermectine et contre l'utilisation de l'Ivermectine en n'ayant pas examiné les données des essais ;
2. désinformation : le panel de l'OMS rejette/ignore la plupart des bases factuelles disponibles ;
3. désinformation : le panel de l'OMS évite de soumettre aux votes des preuves de l'Ivermectine ;
4. désinformation : le sponsor Unitaid influence la rédaction des conclusions du manuscrit ;

5. désinformation : l'EMA (Agence européenne des médicaments) prétend à tort que des concentrations efficaces sont impossibles à atteindre.

Cet ensemble de faits, parmi de très nombreux autres que rapporte, preuves et sources à l'appui, l'Alliance FLCCC sur son site internet[108] en passant en revue les techniques de désinformation[109] montre, si nécessaire et pour incroyable que cela puisse paraître, que le médicament qui permet de soigner la covid-19 fait l'objet d'une gigantesque campagne de désinformation. Celle-ci est entretenue par des dirigeants de grandes sociétés transnationales de la pharmacie dans le seul but d'accroître leurs profits et de s'enrichir odieusement sur la maladie. En réalité, « *de nombreuses grandes sociétés pharmaceutiques/Big PHA craignent que le potentiel de l'Ivermectine en tant qu'alternative aux vaccins puisse augmenter l'hésitation à la vaccination et perturber les déploiements de la vaccination de masse* », souligne l'Alliance FLCCC.

---

108. Lire le rapport très complet de l'Alliance FLCCC (www.criticalcare.com) titré *Déclaration de l'Alliance FLCCC sur les actions irrégulières des agences de santé publique et la campagne de désinformation généralisée contre l'Ivermectine*, 12 mai 2021.

109. Voir également sur la question des campagnes de désinformation le site internet Union of Concerned Scientists (www.ucusa.org), page : *The Disinformation Playbook*, publié le 10 octobre 2017, mis à jour le 18 mai 2018.

Jouant les « Colin Powell en blouse blanche »[110], nombre de ces grands propriétaires privés de transnationales de la pharmacie déclarent vouloir soigner le monde alors que, maquillant la réalité de leurs intentions et de leurs produits derrière des déclarations nobles, ils ne cherchent surtout qu'à soigner leurs profits. Troisième puissance économique mondiale derrière les banques et l'industrie pétrolière, l'industrie pharmaceutique est aussi l'une des plus corruptrices et des plus lourdement et souvent condamnées par les tribunaux dans de très graves affaires[111].

Le scandale auquel nous assistons en 2021 montre l'urgence de la nationalisation démocratique des sociétés transnationales des secteurs-clés de l'économie, dont les industries de la pharmacie et des biotechnologies, et la nécessité de placer les budgets de la Santé, de la Recherche et de la Justice parmi les budgets prioritaires de l'État.

Question sur cet aspect de la crise sanitaire gouvernementale : pour quelle raison essentielle Cuba a-t-il aujourd'hui le système de santé le plus moderne du contient américain, l'un des meilleurs au monde pour sa qualité avec un réseau de santé qui maille tout le

---

110. 65e Secrétaire d'État des États-Unis (2001 à 2005), militaire impérialiste promoteur des toutes les sales guerres US, Colin Powell justifiera à l'ONU, le 5 février 2003, l'agression et l'invasion de l'Irak. À cette fin, il brandira un tube contenant soi-disant de l'anthrax et utilisera un montage audiovisuel constitué d'une succession de diapositives de fausses informations pour affirmer que l'Irak possédait des armes de destruction massive. Voir sur ce point : *Rétro : comment Colin Powell a convaincu l'ONU d'accepter l'invasion de l'Irak*, par Pandoravox (www.pandoravox.com), 21 janvier 2011.

111. Lire notamment *Big pharma, une industrie toute-puissante qui joue avec notre santé*, par Mikkel Borch-Jacobsen, Éd. Les Arènes.

pays, une médecine gratuite, un pôle de recherche médicale d'excellence, des avancées remarquables dans la lutte contre plusieurs maladies, un système universitaire dynamique et réputé au cœur duquel se trouve l'Université des sciences médicales de La Havane où viennent des étudiants de très nombreux pays, une présence et une solidarité internationale sur tous les fronts contre les maladies malgré l'odieux boycott dont le pays est victime depuis 1962 par les États-Unis ?

Réponse : parce que depuis la Révolution de juillet 1953, les gouvernements qui se succèdent ont toujours placé la santé, l'éducation et la recherche parmi les principaux budgets de l'État. L'Interferon Alfa 2B – nommé également IFNrec –, l'un des médicaments utilisés depuis février 2020 pour combattre le coronavirus en République populaire de Chine, est un remède antiviral qui a été choisi par la Commission nationale de santé chinoise parmi 30 autres médicaments. Il est le résultat de la coopération bilatérale en biotechnologie entre les deux pays[112]. Les choses sont bien différentes dans l'Union européenne dont, exception faite de quelques rares pays (Autriche, Norvège, Suède, Finlande, Allemagne, Danemark), les systèmes de santé subissent chaque année des réductions drastiques (diminution des personnels soignants, des structures de soins, fermetures de milliers de lits d'hôpitaux, aggravation des « déserts médicaux », etc.) sur

112. *Efficacité thérapeutique du traitement par interféron alpha 2b pour le rétablissement des patients Covid-19*. Auteurs : R. Pereda, D. González, HB. Rivero, J-C. Rivero, A. Pérez, L-R. López, N. Mezquia, R. Venegas, Julio Raul Betancourt, RE. Domínguez. medRxiv (www.medrxiv.org), publié le 9 juin 2020. doi:https://doi.org/10.1101/2020.07.28.20157974

recommandations de la Commission européenne au profit de grandes sociétés privées[113].

Dans le courant de l'année 2020, d'autres transnationales de la pharmacie font pression sur les décisionnaires de l'Union pour imposer leurs « vaccins » anti-covid-19. Pour les sociétés transnationales US, influencer les décisions des dirigeants de l'Union européenne n'est pas un gros problème.

Alors que je réalise la première partie de mon enquête sur le fonctionnement du système onusien et sa myriade d'organisations internationales[114] dans les années 2001 à 2004, plusieurs hauts fonctionnaires me font part, plus ou moins officiellement, de la manière dont les États-Unis peuvent influencer, parfois sans aucune gêne, les décisions au sein de l'ONU et d'une organisation internationale comme l'OMS.

Portes ouvertes à l'incompétence

Pour comprendre ce qui se passe au plus haut niveau des organisations internationales (OI), dans le cercle des hauts fonctionnaires, il faut regarder l'histoire de l'État comme institution.

« On se rend compte que les vraies tâches de l'État sont mélangées avec autre chose. C'est-à-dire que la bourgeoisie, classe dominante, alimente fort bien un certain nombre de gens pour des raisons tout à fait autres qu'une fonction d'État - exercer une présence dans une organisation, les remercier de services rendus ou les écarter du

---

113. *Le virus et le président*, par Jean-Loup Izambert et Claude Janvier, IS Édition (www.is-edition.com), décembre 2020.
114. *Faut-il brûler l'ONU ?* par Jean-Loup Izambert, Le Serpent à Plumes, éd. Du Rocher, Paris, 2004.

pouvoir, leur offrir une promotion internationale en fin de carrière, même sans rapport avec leur activité, etc. – et leur donne des tâches "fictives" pour justifier ces dépenses. Dans les organismes internationaux, il apparaît que ce qui est primordial, c'est l'allocation de postes à des gens, ainsi que des possibilités de voyager. Tout le reste est secondaire », analyse William[115], sociologue et spécialiste des organisations internationales.

Pourquoi cela ?

« *L'allocation de postes et les voyages, car tous ces organismes internationaux ont de nombreuses réunions et c'est en partie de cela que vivent des places internationales comme Genève ou New York. Mais surtout parce qu'une nomination et des voyages à Genève sont une gratification énorme pour des fonctionnaires publics, y compris certains syndicalistes, qu'ils viennent d'Asie, d'Afrique ou d'ailleurs. Et ils ne feraient jamais quoi que ce soit pour affaiblir cet organisme dont ils profitent et qui leur offre tant de possibilités de carrière, de reconnaissance et de confort qu'ils ne pourraient avoir en restant dans leurs pays.* »

Les OI du système onusien sont un bon plan de reclassement pour les gens dont les pouvoirs politiques n'ont plus besoin ou qu'ils veulent remercier pour services rendus. Ce n'est pas Agnès Buzyn, ancien ministre de la Santé qui, après une désastreuse gestion de la crise sanitaire gouvernementale, nommée le 4 janvier 2021 au cabinet du directeur général de l'OMS, Tedros Adhanom Ghebreyesus, pourra prétendre le contraire. Par contre, il appert qu'il y a très peu de directeurs ou de vice-directeurs généraux

115. Pseudonyme employé en raison des responsabilités de mon interlocuteur au sein d'organisations internationales.

allemands, russes, chinois ou japonais alors que ces pays figurent parmi les principaux financiers des OI.

Comme certains pays industrialisés, les pays en développement se débarrassent également de personnes ou de personnalités qu'ils ne veulent plus avoir sur le dos dans le pays en les envoyant travailler à l'Organisation des Nations Unies pour l'éducation, la science et la culture (UNESCO), à l'Organisation internationale du travail (OIT) ou dans d'autres organisations de l'ONU : « *Je connais beaucoup de gens qui sont venus travailler dans ces organisations dans ces conditions, souvent de connivence avec des politiciens, des ministres et même des chefs d'État de chez eux et qui se retrouvent secrétaires généraux ou directeurs d'une administration. La plupart du temps, ils sont peu compétents et constituent un véritable fardeau pour l'organisation* », constate un haut fonctionnaire des OI.

Maryan Baquerot, alors directeur exécutif de la gestion et du management de l'OMS, me livre, lorsque je le rencontre à Genève, un exemple de recrutement qui peut déboucher sur ce genre de situation :

> « *Celui qui arrive ici et qui est requérant d'asile est prêt à prendre n'importe quel poste. Il était professeur d'université dans son pays, pour une raison ou une autre, il est devenu indésirable et se retrouve huissier dans une organisation internationale à Genève. Huissier, ce n'est sans doute pas grand-chose, mais cela permet de travailler, d'avoir une utilité sociale et de manger. Par rapport au fait qu'il n'avait rien à manger et était dans une situation délicate, c'est très bien. Mais au bout d'une certaine période, découvrant les organisations internationales, il va forcément se dire qu'avec sa qualification,*

il mérite mieux. Et c'est là que vont se poser de nouveaux problèmes. »[116]

Des « élus »... nommés

Généralement, la direction d'une organisation du système onusien comprend un directeur général ou un secrétaire général qui est le chef de l'exécutif. Puis des vice-directeurs généraux, dont le nombre peut varier de trois à cinq ou plus et qui forment le comité de direction (management committee). Et, parfois, plus ou moins une douzaine de hauts fonctionnaires nommés par leurs gouvernements, en concurrence entre gouvernements et par régions, et dont les contrats sont en principe de cinq ans selon la taille et l'esprit de l'organisation. « *C'est le directeur général, le "DG", qui choisit ses collaborateurs immédiats. Il le fait par un jeu subtil, avec l'objectif de préparer sa future réélection, jouant sur le poids des pays d'où ils viennent dans un contexte politique donné du monde* », explique William. Ainsi, un directeur peut difficilement refuser une proposition émise par les États-Unis même si ceux-ci doivent alors des milliards à l'ONU, car ils contribuent à hauteur de 22 % du budget ordinaire[117] de l'organisation et les postes sont répartis proportionnellement à la participation financière du pays. « *À l'OIT*[118]*, par exemple, vous avez toujours eu un Américain parmi les quatre sous-directeurs* », fait remarquer ce sociologue chevronné qui passe au crible le fonctionnement des organisations du système

116. Entretien avec l'auteur, novembre 2002. *Faut-il brûler l'ONU ?* par Jean-Loup Izambert, Le Serpent à Plumes, Éd. Du Rocher, Paris, 2004.
117. Lire *Et si on jouait au budget de l'ONU ?*, rubrique « En savoir plus ».
118. Organisation internationale du travail.

onusien. Bien souvent, le directeur général suggéré par un État pour diriger une OI est sélectionné par des comités restreints, souvent informels, des principaux États et sa candidature décidée en fonction du partage des postes de quelques grandes puissances au sein de l'ensemble du système onusien. Il ne restera plus par la suite qu'à faire avaliser la candidature du directeur par l'assemblée de l'ONU et le conseil d'administration de l'organisation dont il doit prendre la direction. Cette opération permettra d'écrire dans sa présentation qu'il a été « élu ».

Les recrutements se décident souvent en dehors de l'organisation

Mais, « *les Américains n'aiment pas beaucoup que des Européens qu'ils ne contrôlent pas, politiquement parlant, prennent des postes de direction* », commente un autre sociologue des organisations internationales. Aussi, bien souvent, le choix des personnes qui sont ainsi recrutées est réglé ailleurs qu'au sein de l'ONU et de ses institutions. Par exemple lors de sommets à New York ou de rencontres dans des séminaires et autres cercles fermés sous influence étasunienne. « *C'est un peu comme à la cour du Roi autrefois* », compare un habitué de ces réunions où se retrouvent, de manière plus ou moins officielle, le gotha de la finance internationale, les dirigeants des grandes banques, des sociétés transnationales et de certains services de renseignement : « *Le directeur général est la plupart du temps consulté directement par le gouvernement qui veut nominer un fonctionnaire. C'est là que celui-ci fait son jeu, mais il lui est difficile de refuser une nomination à un pays du G8 et la démarche est souvent protocolaire. Plus vous êtes au sommet de la structure d'une organisation internationale et plus le recrutement est politique. Depuis un certain nombre d'années, les Américains se font de plus en plus présents dans les organisations internationales qu'ils avaient un peu délaissées – ils reviennent à l'UNESCO, à l'Organisation mondiale du tourisme –, sans doute parce qu'ils savent que leur système est en faillite et qu'ils ont besoin d'essayer d'améliorer le climat en leur faveur dans le monde* ». Rien qu'avec leur participation financière au budget de l'ONU – que d'ailleurs ils n'assurent que de manière largement incomplète et irrégulière –, les États-Unis disposaient à eux seuls en 2005 de près de 25 % des postes de fonctionnaires au sein de l'ONU. Au sein même du système onusien, les exemples de la mainmise étasunienne sur des organisations ou des départements ne manquent pas.

« Quelqu'un de "présentable" qui appliquera sans broncher les directives de Washington »

« *Vous savez, les sciences sociales et la psychologie américaines ne valent pas grand-chose. Les Américains n'imposent pas quoi que ce soit. Ils entretiennent le vide, et c'est beaucoup plus grave* », estime Wiliam.

Entretenir le vide, pour quelles raisons ?

« *Ils le font pour empêcher que d'autres choses se fassent. Ils occupent l'espace pour l'occuper, parce que cela peut leur apporter des appuis politiques pour d'autres questions et pas nécessairement pour ce qui concerne l'organisation elle-même, qu'il s'agisse de l'ONU ou d'une autre. Et comme ils sont sans bagage humaniste, ils ne soupçonnent pas que les relations sociales puissent devenir éventuellement explosives. Ils sont extrêmement, et parfois cyniquement, naïfs dans le champ social. Cette situation conduit à ce que beaucoup de choses ne soient pas réglementées.* »

Par exemple ?

« *Remplir des postes qui gagnent 200 000 dollars par an, normalement, c'est réglementé. Cela ne l'est pas, mais on choisit quelqu'un de "présentable" qui appliquera sans broncher les directives de Washington. Ces postes sont remplis pour satisfaire certains gouvernements qui eux, ne rendent pas de comptes à leur Parlement. Très peu de choses sont réglementées. Le statut du personnel réglemente tous les détails de la vie d'un petit fonctionnaire : la description des grades, les échelles des traitements, la durée du travail et les congés, les indemnisations, la discipline, etc. Mais tout le reste, ce sont des tâches fournies à l'organisation par le conseil d'administration, et c'est la hiérarchie de l'organisation qui les distribue à l'intérieur et apprécie ou non le travail du fonctionnaire. Et pour cela, il faut à la tête des directeurs "convenables" qui appliquent sans poser de questions. C'est le processus qu'ont choisi les Américains, et qui est en cours actuellement, pour neutraliser l'ONU.* »[119]

Autre avis d'importance, celui de Maryan Baquerot, homme de terrain avant d'occuper les fonctions de directeur exécutif de la gestion et du management de l'OMS. Profondément humain, apprécié de ses collaborateurs, tournant les comportements et décisions bureaucratiques en dérision avec son franc-parler et un humour caustique, il est à l'opposé des fonctionnaires mielleux, flagorneurs et soumis qui prospèrent dans les centres de décisions de l'ONU.

---

119. *Faut-il brûler l'ONU ?* par Jean-Loup Izambert, Le Serpent à Plumes, Éd. Du Rocher, Paris, 2004.

Sous les pressions de 191 propriétaires

Lorsque je m'entretiens avec lui, en novembre 2002, il explique comment des puissances financières et/ou économiques peuvent influencer des décisions de l'OMS ou de ses comités. Extrait :

> *« Les gens de l'extérieur se demandent souvent pourquoi nous n'avons pas fait quelque chose dans telle ou telle situation. Il faut comprendre qu'une organisation internationale ne vit que par ses "propriétaires", c'est-à-dire les États membres. Pensez simplement au conseil d'administration de France Télécom et à ses vingt et un membres, représentants du personnel compris. Généralement, ils ne sont pas trop en désaccord, et même si cela arrive, après quelques éclats, tout le monde s'efforce de chercher un terrain d'entente et se retrouve autour de la même table de restaurant. Dans notre cas, vous avez 191 propriétaires avec des vues extrêmement divergentes sur la façon dont ils voudraient voir l'organisation fonctionner. D'abord, vous avez quelque chose qui s'appelle Nord-Sud, Nord les riches, Sud les pauvres, donc qui ne sont déjà pas d'accord sur ce que l'organisation doit faire : le Nord dit "Nous voulons bien dépenser un peu d'argent, mais il doit surtout l'être comme nous le voulons", et le Sud dit "Il faut dépenser plus, car les priorités sont chez nous". Ajoutez à cela que les pays du Nord comme ceux du Sud ne sont déjà pas tous d'accord entre eux. Ce qui fait que quand on vous dit "Gardez le cap", nous ne sommes pas toujours sûrs de quelle façon ils voudraient voir le bateau aller. C'est un peu compliqué. »*[120]

---

120. *Faut-il brûler l'ONU ?* par Jean-Loup Izambert, Le Serpent à Plumes, Éd. Du Rocher, Paris, 2004.

Aussi n'est-il pas rare que les initiatives menées par une organisation internationale soient l'objet de critiques pour une raison ou une autre.

Budgets sous influences

Dans la santé comme dans la plupart des secteurs d'activité, les choses sont très politisées. Parfois, la Charte des Nations Unies est malmenée par les intérêts de transnationales ou de groupes de pression divers. Les exemples que me donne Maryan Baquerot sont à l'image de ceux qui, près de vingt années plus tard, malmènent l'OMS dès l'année 2020 lors de la pandémie du SRAS-CoV-2.

Pour l'exemple, le directeur de l'OMS me cite un cas de figure qu'il connaît bien pour l'avoir vécu : « *Plusieurs États membres qui ont les plus grosses entreprises pharmaceutiques vont s'opposer à vous si vous essayez de faire fabriquer les mêmes produits en générique au dixième du prix, car vous allez manger leurs profits* ». Dans ce contexte, « *les achats, la manière dont on opère, prennent vite une connotation politique* ». Et, il n'est pas rare que des pays qui versent une contribution volontaire, en dehors de leur contribution au budget ordinaire, fassent pression sur l'OMS : « *Par exemple, un État vous donne de l'argent pour lutter contre le paludisme dans trois pays d'Afrique qu'il vous désigne. Et il se trouve, par le plus grand des hasards, que les trois pays d'Afrique en question sont trois anciennes colonies de l'État donateur et que les médicaments en question sont fabriqués par des entreprises du même État. Beaucoup de choses peuvent ainsi être orientées. Sans doute aurions-nous pu, avec la même somme, élargir le traitement à un ou deux autres pays, mais que voulez-vous faire quand vous savez que vous allez sauver des vies contre cette maladie ?* »

Un peu comme pour l'Ivermectine que la société productrice, Merck & Co., refuse de produire massivement pour soigner le monde de la covid-19 au profit d'autres médicaments beaucoup plus chers.

Après que l'Ivermectine a été écarté comme traitement de la covid-19 par les politiciens de Washington, de l'Union européenne et leurs administrations, les lobbies des transnationales US qui campent à Bruxelles vont déployer une importante activité autour de produits vaccinaux. Conférences de présentation, petits séminaires en comités restreints, visioconférences avec des membres de la Commission européenne, interventions médiatiques s'enchaînent à grande vitesse. Le plan de vaccination sera ainsi décidé en moins d'un mois sans aucun débat !

Comment l'Union européenne impose les « vaccins » US

L'Ivermectine écartée, les lobbies placent les « vaccins » :

- le 17 juin 2020 la Commission européenne publie sa stratégie vaccins contre la covid-19 ;
- fin juin, la Commission « européenne » qui a le « pouvoir d'initiative » législatif propose une modification de règlement soumis au vote du Parlement via une procédure d'urgence.

Les eurodéputés dits « coordinateurs ENVI », qui représentent la voix des groupes politiques au sein de leurs commissions parlementaires respectives, acceptent la proposition de procédure d'urgence et valident le reste du processus. Une fois obtenu l'accord des trois principaux groupes politiques – le centre droit conservateur PPE, les socialistes SD, et les libéraux Renew où siège LREM –, la majorité est acquise puisque les petits groupes comme les Verts (68 députés), la gauche (GUE, 39 députés) et l'extrême-droite (ID, 76 députés) font office de bouche-trous. La mascarade est à son apogée.

En effet, alors que les électeurs votent pour des partis différents lors des élections des eurodéputés en croyant soutenir des politiques différentes, une fois les élections passées, les groupes conservateurs (droite) et réformistes (« socialistes ») s'accordent pour voter la plupart du temps ensemble.

Sur les questions essentielles traitant de la gestion de la crise, de l'organisation politique, administrative et économique des territoires (pays, régions, zones géopolitiques), les « socialistes » (Groupe de l'Alliance progressiste des socialistes et démocrates au Parlement européen, S&D) votent souvent avec les coalitions de la classe capitaliste (Groupe du Parti Populaire Européen – PPE –, du centre droit Groupe Alliance des démocrates et des libéraux pour l'Europe et Renew Europe – anciennement Alliance des démocrates et des libéraux pour l'Europe, ADLE). Sur la période 1999-2004, la proportion de votes communs entre PPE et PSE (S&D) s'établissait à une moyenne globale de 64,5 %[121]. Et sur la période 2009-2014, *« plus des deux tiers des votes par appel nominal analysés par VoteWatch Europe traduisent la formation de majorités de "grande coalition" au Parlement européen, c'est-à-dire de majorités formées sur la base d'une négociation entre les groupes PPE et S&D »*[122].

---

121. Source : *Clivage et compromis politiques au Parlement européen : comment vote-t-on à Strasbourg ?* par Thierry Chopin et Camille Lépinay, Fondation Robert Schumann, 13 décembre 2010.

122. Source : *Des visages sur des clivages – Les élections européennes de mai 2014*, par Yves Bertoncini et Thierry Chopin, Études et Rapports, avril 2014, Vote Watch Europe, Fondation Robert Schumann, Notre Europe-Institut Jacques Delors.

Depuis les élections de 2019, les conservateurs – dont Renew Europe – et les « socialistes » doivent s'associer avec les Verts pour former des majorités dites de « grande coalition ».

La procédure d'urgence décidée par la Commission européenne permet d'éviter la discussion, le vote en Commission du Parlement européen et d'aller directement en séance plénière. Un premier niveau de débat politique est ainsi court-circuité. De plus, le vote de cette résolution d'urgence se déroulera également sans débat en séance plénière.

– Le 3 juillet, le Conseil des États membres vote le texte de la Commission européenne.

– Le 15 juillet, lors de l'unique séance plénière de l'été du Parlement européen, le texte préparé par la Commission européenne visant à alléger les exigences préalables aux démarrages d'essais cliniques avec des médicaments consistant ou contenant des OGM a été adopté tel quel par le Parlement, sans modification possible, sans amendements ni débats[123].

Alors qu'une grande incertitude demeure sur les effets de ces « vaccins » inachevés, les tractations de leurs fabricants avec les instances de l'Union européenne *« se déroulent dans la plus grande opacité »*, précise l'eurodéputée Michèle Rivasi (EELV). Députée

123. Règlement (UE) 2020/1043 du Parlement Européen et du Conseil du 15 juillet 2020 relatif à la conduite d'essais cliniques avec des médicaments à usage humain contenant des organismes génétiquement modifiés ou consistant en de tels organismes et destinés à traiter ou prévenir la maladie à coronavirus (covid-19), ainsi qu'à la fourniture de ces médicaments, PE/28/2020/REV/1, JO L 231 du 17.7.2020, p. 12-16.

depuis 2009, professeur agrégée de sciences naturelles et titulaire d'un DEA en didactique des sciences, Michèle Rivasi est spécialiste des questions de santé environnementale et de santé publique au Parlement européen. Des ONG traitant de santé publique ont même attiré l'attention de députés européens sur les conditions extrêmement expéditives dans lesquelles les négociations de préachat ont été menées. Alors qu'il s'agit de milliards d'euros d'argent public, *« les discussions sont menées en tout petits comités, à huis clos, et les conditions de prises de décisions, de gouvernance comme l'on dit, posent question. Les sommes en jeu sont énormes, mais les décisions de préachat de médicaments ou de vaccins sont prises sans contrôle ou sans observateur démocratique ou citoyen »*, indique-t-elle.

Démocratie ?

Tout au long de cette période, les mêmes qui appellent à la vaccination quasi obligatoire avec une campagne médiatique d'intoxication sur les prétendus « vaccins miracles » s'emploieront à déconseiller ou à entraver le traitement par l'Ivermectine. Non seulement les « vaccins » sont moins efficaces et moins sûrs, mais ils vont surtout s'avérer bien plus dangereux.

« Vaccins » anti-covid-19 : le nombre de victimes augmente considérablement avec le nombre de vaccinations

Les « vaccins » ? À peine introduit sur le marché et vendu massivement avec le soutien de l'Union européenne et de plusieurs États, dont le gouvernement français, Pfizer et son partenaire allemand BioNTech décrochent avec leur produit expérimental à ARNm des « records » peu médiatisés. Ceux-ci sont beaucoup moins flatteurs et bien loin du discours des dirigeants du tandem

Pfizer/BioNTech sur son « *efficacité à 95 % contre la Covid-19 à partir de 28 jours* »[124]. Celui-ci est en effet responsable du plus grand nombre d'effets indésirables graves et du plus grand nombre de morts susceptibles d'être liés à son injection : 144 607 cas (46 751 en janvier 2021) d'effets indésirables suspectés dont 116 244 et 4 993 décès dans le seul Espace économique européen sont recensés par Eudravigilance à la mi-avril 2021[125].

Et encore ne s'agit-il là que du résultat issu de la collecte des données que les entreprises pharmaceutiques titulaires de l'autorisation de mise sur le marché et les autorités nationales de réglementation des médicaments de l'Espace économique européen ont transmises à EudraVigilance, la base de données européenne des rapports d'effets indésirables susceptibles d'être liés à l'utilisation de médicaments.

Le tableau récapitulatif des effets secondaires des « vaccins » à ARN messager et OGM comparé au vaccin classique de la grippe parle de lui-même. Ce tableau publié par Réinfocovid[126] correspond

---

124. Pfizer et BioNTech, communiqué de presse, *Pfizer and BioNTech conclued phase 3 oh Covid-19 vaccine candidate meeting all primary efficacy endpoints (Pfizer et BioNTech concluent l'étude de phase 3 du candidat vaccin Covid-19 répondant à tous les critères d'évaluation principaux d'efficacité)*, mercredi 18 novembre 2020.

125. Source : Eudravigilance, www.adrreports.eu, base de données européenne des rapports d'effets indésirables susceptibles d'être liés à l'utilisation de médicaments, nombre de cas individuels identifiés dans EudraVigilance pour Tozinameran (Pfizer) au 17 avril 2021.

126. Réinfocovid (www.reinfocovid.fr), *Effets indésirables en Europe sur les vaccins Covid-19 Pfizer, Moderna et AstraZeneca*, par le Collectif Réinfocovid, 17 avril 2021.

à l'extraction des données 2021, patient par patient, entre le 1er janvier et le 6 avril 2021.

Il met en exergue :

1° – une proportion très élevée d'effets graves liés aux vaccins covid-19 comparé au vaccin classique de la grippe (virus inactivé) sur l'année 2020 ;

2° – une proportion de morts soudaines très inquiétante par sa valeur et par le fait que ces morts soudaines, en moins de 24 heures post-vaccination, touchent l'ensemble des classes d'âge.

Pour la période allant de janvier à mars 2021, dans la seule zone de l'Espace économique européen, ce sont 41 908 personnes présentant des effets indésirables qui sont recensés (4 651 en février) suite à l'injection du « vaccin » AstraZeneca[127], 41 936 suite à l'injection du « vaccin » de Pfizer-Biontech (40 552 en février)[128] et 4 758 suite à l'injection du « vaccin » Moderna (1 630 en février)[129]. Il appert également, ce que ne dit aucun média français d'information politique et générale, que **le nombre de victimes augmente considérablement avec le nombre de vaccinations effectuées** depuis l'ouverture des « vaccinodromes ».

---

127. Source : EudraVigilance. Nombre de cas individuels identifiés dans EudraVigilance reçus au cours des 12 derniers mois et globalement pour Covid-19 vaccinés Astrazeneca (Chadox1 NCov-19), 3 avril 2021.
128. Source : EudraVigilance. Nombre de cas individuels identifiés dans EudraVigilance reçus au cours des 12 derniers mois et globalement pour Tozinameran, 3 avril 2021.
129. Source : EudraVigilance. Nombre de cas individuels identifiés dans EudraVigilance reçus au cours des 12 derniers mois et globalement pour Covid-19, vaccinés Moderna (CX-024414), 3 avril 2021.

Pour ce qui est du nombre de décès, toujours selon EudraVigilance, au 15 mars 2021, le nombre de personnes dont le décès est susceptible d'être lié à la vaccination par l'un de ces trois produits était de 3 964 au niveau de l'Espace économique européen[130].

Au 24 avril suivant, le total des « effets indésirables susceptibles d'être liés à l'utilisation de médicaments » se monte à 1 751 178 cas dont 1 335 168 effets secondaires non résolus ou *« en cours de résolution »*. 8 686 décès sont susceptibles d'être liés à l'injection de l'un de ces trois produits expérimentaux ![131]

Au Royaume-Uni, l'Agence de réglementation des médicaments et des produits de santé (MHRA) publie le 26 avril 2021 un important document de 98 pages intitulé *« Covid-19 vaccine AstraZeneca analysis print »*[132] qui recense les cas d'effets indésirables graves (EIG) et de décès spontanément déclarés au Royaume-Uni suite à l'injection du seul vaccin AstraZeneca : 573 650 réactions et 685 décès ! Le vaccin Pfizer-BioNTech ? 149 082 réactions et 347

---

130. Source : EudraVigilance, base de données européenne des rapports d'effets indésirables susceptibles d'être liés à l'utilisation de médicaments. Nombre de cas individuels par pays de l'Espace économique européen, nombre de décès susceptibles d'être liés à l'utilisation des vaccins, 15 mars 2021.

131. Source : EudraVigilance, Nombre de cas individuels identifiés dans EudraVigilance reçus au cours des 12 derniers mois et globalement pour Covid-19 vaccinés Astrazeneca (Chadox1 NCov-19), Tozinameran (Pfizer-BioNTech) et Moderna (CX-024414), 24 avril 2021.

132. Source : MHRA (www.gov.uk), Rapport hebdomadaire couvrant les effets indésirables des vaccins Covid-19 approuvés, période du 4 janvier au 21 avril 2021, publié le 5 février 2021, mis à jour le 29 avril 2021, Covid-19 vaccine AstraZeneca analysis print.

décès ![133] Et encore ne s'agit-il là que des cas recueillis suite à des informations volontairement signalées par des patients et les acteurs de terrain, méthode qui sous-évalue le nombre de cas de plus de... 90 % !

« Moins de 1 % des effets indésirables graves du vaccin sont signalés »

Selon une étude réalisée aux États-Unis par le Département de la Santé et des services sociaux avec l'Université de Harvard[134] « *moins de 1 % des effets indésirables graves du vaccin sont signalés à la Food and Drug Administration (FDA)* ». Les chercheurs ont recensé plusieurs causes à cette situation : « *Les obstacles à la déclaration comprennent le manque de sensibilisation des cliniciens, l'incertitude quant au moment et à qui signaler, ainsi que le fardeau des rapports : la déclaration ne fait pas partie du flux de travail habituel des cliniciens, prend du temps et est redondante.* »

Aux États-Unis, le système numérique VAERS – Vaccine Adverse Event Reporting Système (Système de notification des événements indésirables liés aux vaccins) –, co-parrainé par les Centers for Disease Control and Prevention (CDC) – Centres de contrôle et de prévention des maladies –, la Food and Drug Administration (FDA)

133. Source : MHRA (www.gov.uk), Rapport hebdomadaire couvrant les effets indésirables des vaccins Covid-19 approuvés, période du 9 décembre 2020 au 21 avril 2021, publié le 5 février 2021, mis à jour le 29 avril 2021, Covid-19 vaccine Pfizer analysis print.

134. Electronic Support for Public Health - *Vaccine Adverse Event Reporting System* (ESP:VAERS), Grant Final Report, Grant ID : R18 HS 017045, The Agency for Healthcare Research and Quality (AHRQ) US Department of Health and Human Services, Harvard Pilgrim Health Care, Inc.

et des agences du ministère de la Santé et des Services sociaux (HHS) a été mis en place afin de collecter rapidement le plus grand nombre possible d'effets indésirables suite à l'utilisation d'un vaccin. Les données VAERS publiées le 23 avril 2021 font état de 118 902 rapports d'événements indésirables suite aux vaccins covid, dont 3 544 décès, 16 544 soins d'urgence et 8 165 hospitalisations entre le 14 décembre 2020 et le 23 avril 2021[135]. En estimant que ce chiffre de 118 902 rapports d'effets indésirables ne représente pas 1 % du total des effets indésirables signalés mais 10 % – en considérant que le système VAERS permette la collecte d'un plus grand nombre de données –, cela équivaut à un minima d'environ 1,189 million d'effets indésirables réels parmi lesquels environ 35 440 décès dus à la vaccination par ces vaccins à ARNm…

En Europe, si certains médias se focalisent alors sur des décès en série épisodiques dans plusieurs États, bien peu rapportent ceux recensés mois après mois – et bien plus représentatifs – pour chacun de ces « vaccins » : 144 607 cas d'effets indésirables suspectés d'être liés à l'injection du seul produit de Pfizer-BioNTech dont 116 244 et 4 993 décès dans le seul Espace économique européen recensés au mois d'avril 2021 par Eudravigilance[136]. Avant la mise en place de « vaccinodromes », ils étaient déjà de 46 751 en janvier 2021.

135. Source : OpenVAERS, www.openvaers.com, Rapports VAERS COVID, Système de notification des événements indésirables liés aux vaccins, 23 avril 2021.

136. Source : Eudravigilance, www.adrreports.eu, base de données européenne des rapports d'effets indésirables susceptibles d'être liés à l'utilisation de médicaments, nombre de cas individuels identifiés dans EudraVigilance pour Tozinameran (Pfizer) au 17 avril 2021.

Marco Cavaleri (AEM) : *« Il est clair qu'il existe un lien avec le vaccin »*

« La base de données officielles européennes ADRreports (Adverse Events Reports) rassemblant les effets indésirables des différents vaccins, met en exergue de façon claire les thromboses ainsi qu'un nombre inexpliqué de morts soudaines tout à fait troublantes, quasiment absentes notamment du vaccin contre la grippe classique », indiquent les analystes de Réinfocovid en examinant les documents liés à l'historique du « vaccin » AstraZeneca[137].

À l'analyse des récentes données, les professionnels de la santé de Réinfocovid observent que *« les effets indésirables graves représentent près de 62 % des EIG pour AstraZeneca. On notera enfin un seul cas de thrombose rapporté dans toute l'Union Européenne en 2020 pour le vaccin contre la grippe (Split Virion) contre déjà 515 pour AstraZeneca en 3 mois, dont la grande majorité chez des patients entre 18 et 64 ans. Ce niveau d'alerte légitimant les actions de retraits de certains pays du vaccin AstraZeneca »*. Au 5 avril 2021, ce sont 133 310 cas d'effets indésirables qui sont signalés, dont 82 449 graves, 515 thromboses rapportées et 42 morts soudaines ![138]

La situation devint telle que l'AEM se vit contrainte de suspendre toute utilisation du produit le 16 mars 2021 pour... l'autoriser à nouveau quelques jours plus tard à destination des sujets âgés de plus de 55 ans. Pour justifier cette décision, l'AEM communiquera que la balance bénéfice/risque de cette vaccination *« demeurait toujours en faveur de la poursuite de la campagne vaccinale »*. Les

---

137. Source : *Vaxzevria (AstraZeneca) et Covid-19, Janssen (Johnson&Johnson) : Note de synthèse AIMSIB*/Réinfocovid, 10 avril 2021.
138. Données de la base ADRreports.eu au 5 avril 2021.

malades et les familles des victimes suite à l'injection du produit apprécieront. Bien sûr, cette décision de remettre ce « vaccin » sur le marché est complètement étrangère, mais alors complètement, au fait que l'AEM est dirigée depuis novembre 2020 par madame Emer Cooke. Cette pharmacienne est une vadrouilleuse des couloirs de l'industrie pharmaceutique et de ses lobbies, puisqu'elle fut notamment auparavant cadre dans l'association européenne des groupes pharmaceutiques auprès de l'Union Européenne à Bruxelles, poste extraordinairement dépendant des industriels du médicament. C'est un peu comme si la protection de l'enfance avait été confiée à un pédophile notoire.

Puis, le 6 avril 2021, le responsable de la stratégie en matière de vaccination de l'AEM, Marco Cavaleri, déclare : « *On peut maintenant le dire, il est clair qu'il existe un lien avec le vaccin. Ce qui provoque cette réaction, cependant, nous ne le savons toujours pas. Ces thromboses cérébrales déficientes en plaquettes semblent être le principal événement à étudier. En résumé : dans les prochaines heures, nous dirons que la connexion existe, mais nous devons encore comprendre comment cela se passe.* » Et de préciser que « *parmi les vaccinés, il y a un nombre plus élevé de cas de thrombose cérébrale avec déficit plaquettaire chez les jeunes que ce à quoi on pourrait s'attendre. Nous devrons le dire* ». Que les vaccinés qui ont suivi les appels du président, du gouvernement et des administrations à se faire injecter la petite piquouse se « rassurent » : « *Un travail très méticuleux sera donc nécessaire pour comprendre si le rapport bénéfice/risque est en faveur du vaccin pour tous les âges. »*[139] Sans doute faudrait-il poser la question à ceux qui en sont morts ?!

Jean Castex, Premier ministre : *« Je vous exhorte à vous faire vacciner avec tous les vaccins, en particulier avec AstraZeneca »*

Mais qu'à cela ne tienne ! Le 8 mai 2021, comme si de rien n'était, le Premier ministre, Jean Castex, déclare : *« Je vous exhorte à vous faire vacciner avec tous les vaccins, en particulier avec AstraZeneca »*[140]. En raison du fait que ce « vaccin » est, après celui de Pfizer-BioNTech, celui qui cumule à cette date le plus grand nombre d'effets indésirables graves possiblement liés à son utilisation recensés par EudraVigilance ? Ou qu'au moment où le Premier ministre Castex fait cette déclaration, il ne peut ignorer que l'Union européenne a décidé de ne pas renouveler le contrat qui la lie avec AstraZeneca jusqu'en juin 2021 et engagé des poursuites judiciaires à son encontre ? Les faits sont d'autant plus graves qu'au même moment le Premier ministre Castex ne peut ignorer non plus que le lien entre le « vaccin » et des cas de thrombose veineuse cérébrale (1 cas sur 100 000 vaccinations, non compris les personnes décédées) a été établi le 6 avril précédent par l'AEM. Cela après que cette agence ait suspendu, puis remis ce « vaccin » sur le marché en quelques jours avant d'être obligée de reconnaître qu'il lui fallait

---

139. *Covid-19 : un responsable de l'EMA confirme un lien entre AstraZeneca et les thromboses*, par Mauro Evangelisti, *Il Messagero* (www.ilmessagero.it), 6 avril 2021, 11 h 51, modifié à 12 h 19.
140. *Covid : Castex exhorte les plus de 55 ans à se faire vacciner « en particulier avec AstraZeneca »*, *RT France* avec *AFP*, 8 mai 2021. Déclaration de Jean Castex après la visite d'un vaccinodrome dans le quartier de La Défense à Puteaux (Hauts-de-Seine), près de Paris.

« comprendre comment cela [les thromboses cérébrales] se passe ». Sans oublier que le ministre de la Santé indiquait lui-même un mois auparavant que leur *« efficacité n'est que partielle »* et que *« dès le stade des essais de ces vaccins, il n'y avait donc pas de garantie d'immunité associée pour les personnes qui se le voyaient administré »*. Cobayes, vous reprendrez bien une petite dose ?

Mars 2021 : l'Ivermectine en résumé par Réinfocovid

Réinfocovid, le site internet de l'association Santé libre des professionnels de la santé, a publié au mois de mars 2021 une fiche d'informations synthétisant les données scientifiques concernant l'Ivermectine dans le traitement de la covid-19[141] :

> « En résumé, l'Ivermectine est à l'origine un médicament antiparasitaire connu depuis 40 ans, utilisé dans le traitement de maladies parasitaires chez l'homme (dont la gale) et chez l'animal. Utilisé contre le SARS-CoV-2, il agit en réduisant l'entrée du virus dans nos cellules, réduit la réplication de l'ARN viral du SARS-CoV-2, empêche le virus de « communiquer » avec le noyau de nos cellules et exerce également des effets anti-inflammatoires. Les nombreuses études et essais cliniques disponibles à la mi-2021confirment qu'il réduit la transmission et le développement de la covid-19 chez les personnes exposées à des patients infectés, accélère la guérison et prévient la détérioration des patients présentant une forme légère à modérée de la maladie traitée tôt après les symptômes. De plus, il évite l'admission aux soins intensifs des patients hospitalisés et réduit la mortalité chez les patients at-

---

141. Source : *Ivermectine*, Réinfocovid (www.reinfocovid.fr), 19 mars 2021.

teints d'une forme grave de covid-19. Médicament sûr, il est particulièrement bien toléré, même chez l'enfant[142] et a été administré à plus de 50 millions de personnes sans effets indésirables significatifs. Peu coûteux et disponible en pharmacie sur ordonnance, il est administré par voie orale. L'un des rares risques est une hypersensibilité au médicament. »

Le site internet www.ivmmeta.com rétablit (aussi) la vérité scientifique

Des doctorants et scientifiques ont créé aux États-Unis, en novembre 2020, la base de données mise en ligne sur internet à l'adresse www.ivmmeta.com.

Celle-ci est une mine d'informations pour tous ceux, professionnels de santé, chercheurs ou simples citoyens, qui souhaitent en savoir plus sur l'Ivermectine. Régulièrement mise à jour, elle présente l'évolution des recherches qui confirment l'efficacité et la sûreté du médicament dans le traitement de la covid-19. Tous les graphiques et chiffres sont générés dynamiquement et la base mise à jour au fur et à mesure que de nouvelles études sont publiées ou avec des corrections. Cet important travail scientifique gène visiblement de puissants intérêts privés. Preuve en est que Twitter *« a censuré notre compte @CovidAnalysis. Il n'y a eu aucune notification, aucune explication, aucun avertissement, et ils ont supprimé tous nos contacts et messages. Nous n'avons publié que des études médicales Covid-19 et n'avons jamais reçu d'avertissement »*, indiquent-ils.

---

142. Étude de Chosidow A, and Gendrel D. (2016) *Safety of oral ivermectin in children*. Arch Pediatr 23:204-209.

Cette pratique n'est pas nouvelle pour la société étasunienne qui censure le traitement médical précoce de la covid-19. « *Par exemple,* rapportent médecins et chercheurs, *ils ont censuré le ministère brésilien de la Santé (1,2 million d'abonnés) pour avoir informé les citoyens qu'ils devaient demander un traitement précoce. La traduction du tweet censuré est : "Pour lutter contre le Covid-19, la ligne de conduite est de ne pas attendre. Plus le traitement est commencé tôt, plus les chances de guérison sont grandes. Alors, restez à l'écoute. Lorsque vous présentez des symptômes de Covid-19, n'attendez pas, allez dans un service de santé et demandez un traitement précoce".* »

Merck refuse de mener des essais cliniques avec l'Ivermectine sur la covid-19

Leurs recherches montrent en détail comment le « panel Ivermectine » de l'OMS a truqué la réalité des données sur les études pour ne pas recommander de l'utiliser en dehors des essais cliniques[143].

Conclusion :

> « *En résumé, bien que l'analyse de l'OMS prédise que plus de 2 millions de personnes de moins mourraient si l'Ivermectine était utilisée dès le début de la pandémie, elle recommande de ne pas l'utiliser en dehors des essais. Cela semble être basé principalement sur l'exclusion de la majorité des preuves et sur l'attribution d'estimations de biais qui ne correspondent pas au*

143. Source : *Ivermectine pour Covid-19 : méta-analyse en temps réel de 60 études* (Analyse Covid), 26 novembre 2020 (Version 93, 21 juin 2021, mise à jour Bryant), site internet : www.ivmmeta.com

risque réel de biais dans les études. L'utilisation au début de la pandémie a été proposée par l'Université Kitasato, y compris le co-découvreur de l'Ivermectine, le Dr Satoshi Ōmura. Ils ont demandé à Merck de mener des essais cliniques sur l'Ivermectine pour la Covid-19 au Japon, car Merck a la priorité pour soumettre une demande d'extension des indications de l'Ivermectine. Merck a refusé [Yagisawa]. »

Comment Merck & Co a séquestré l'Ivermectine…

Merck a déconseillé l'Ivermectine (Merck)[144].

Les dirigeants de la société déclarent qu'il n'y avait « *aucune base scientifique pour un effet thérapeutique potentiel contre la Covid-19 à partir d'études précliniques* ».

Ceci est contredit par de nombreux articles et études, y compris Arévalo, Bello, Choudhury, de Melo, DiNicolantonio, DiNicolantonio (B), Errecalde, Eweas, Francés-Monerris, Heidary, Jans, Jeffreys, Kalfas, Kory, Lehrer, Li, Mody, Mountain Valley MD, Qureshi, Saha, Surnar, Udofia, Wehbe, Yesilbag, Zaidi, Zatloukal.

Ils affirment également qu'il n'y a « *aucune preuve significative d'activité clinique ou d'efficacité clinique chez les patients atteints de la maladie Covid-19* ».

Ceci est contredit par de nombreuses études, dont Afsar, Alam, Aref, Babalola, Behera, Behera (B), Bernigaud, Budhiraja, Bukhari, Cadegiani, Carvallo (B), Carvallo (C), Chaccour, Chahla, Chahla (B), Chowdhury, Elalfy, Elgazzar, Elgazzar (B), Espitia-Hernandez,

144. Source : Merck, *Déclaration de Merck sur l'utilisation de l'Ivermectine pendant la pandémie de Covid-19*, https://www.merck.com/news/merck-s..-use-during-the-covid-19-pandemic/

Faisal, Hashim, Huvemek, Khan, Kirti, Lima-Morales, Loue, Mahmud, Merino, Mohan, Morgenstern, Mourya, Niaee, Okumuş, Samaha, Seet.

Ils affirment également qu'il y a « *un manque préoccupant de données de sécurité dans la majorité des études* ».

L'analyse de l'innocuité se trouve dans Descotes, Errecalde, Guzzo, Kory, Madrid, et les données sur l'innocuité peuvent être trouvées dans la plupart des études, y compris Abd-Elsalam, Afsar, Ahmed, Aref, Babalola, Behera (B), Bhattacharya, Biber, Bukhari, Camprubí, Carvallo, Chaccour, Chahla (B), Chowdhury, Elalfy, Elgazzar, Espitia-Hernandez, Gorial, Huvemek, Khan, Kishoria, Krolewiecki, Lima-Morales, Loue, López-Medina, Mahmud, Mohan, Morgenstern, Mourya, Niaee, Okumuş, Pott-Junior, Seet, Shahbaznejad, Shouman, Spoorthi, Szente Fonseca.

Merck a un certain nombre de conflits d'intérêts :

- Merck s'est engagée à donner de l'Ivermectine gratuitement « *autant que nécessaire, aussi longtemps que nécessaire* » dans le cadre du Programme de dons Mectizan [Merck (B)][145] afin d'aider à éliminer la cécité des rivières.
- Merck a ses propres nouveaux traitements contre la covid-19 MK-7110 (anciennement CD24Fc) [Adams][146] et (MK-4482). Merck a conclu un accord d'environ 1,2 milliard de

145. Source : Merck (B), *Plus de 30 ans : Le programme de don du Mectizan*, https://www.merck.com/stories/mectizan/

146. Étude : Adams, B., Fierce Biotech, *Merck doit faire un nouvel essai pour un médicament Covid-19 défaillant de 425 millions de dollars que le gouvernement américain lui a demandé d'acheter*, https://www.fiercebiotech.com/biot..drug-us-government-asked-it-to-buy.

dollars US pour fournir du Molnupiravir au gouvernement américain, s'il reçoit une EUA ou une approbation [Khan (B)][147].

• L'Ivermectine est hors brevet, il existe de nombreux fabricants et il est peu probable que Merck soit en mesure de rivaliser avec les fabricants à faible coût.

• Promouvoir l'utilisation de médicaments non brevetés à faible coût par rapport à de nouveaux produits peut être indésirable pour certains actionnaires.

• Le Japon a demandé à Merck de mener des essais cliniques au début de la pandémie et ils ont refusé. Merck peut être réticent à admettre cette erreur (Yagisawa)[148].

...et comment le Conseil de l'Ordre des médecins fait taire les médecins qui défendent le traitement contre la covid-19

Le docteur Gérard Maudrux est un médecin de terrain. Il ne cesse de se consacrer à renforcer l'organisation des médecins de France pour promotionner leurs spécialités et défendre leurs revendications. Chirurgien urologue, assistant chef de clinique du service

---

147. Source : Khan (B), T., PharmaShots, *Merck signe un accord d'approvisionnement d'environ 1,2 milliard de dollars avec le gouvernement américain pour que le Molnupiravir traite le Covid-19.*
https://pharmashots.com/61076/merc..or-molnupiravir-to-treat-covid -19/
148. Étude : Yagisawa et al., The Japanese Journal of Antibiotics, 74-1, mars 2021, *Tendances mondiales des études cliniques sur l'Ivermectine dans le Covid-19*, http://jja-contents.wdc-jp.com/pdf/JJA74/74-1-ouvert/74-1_44-95.pdf
Extrait de *Ivermectine pour Covid-19 : méta-analyse en temps réel de 60 études* (Analyse Covid), 26 novembre 2020 (version 93, 21 juin 2021, mise à jour Bryant), site internet : www.ivmmeta.com

Urologie-Transplantations du CHU de Grenoble, puis médecin libéral (1983), il crée Action Santé en 1991 pour s'opposer à la politique Evin et met en novembre 300 000 professionnels de santé dans la rue. Quatre ans plus tard, il crée le Syndicat unifié des chirurgiens de France en réunissant dix syndicats de spécialités chirurgicales. Celui-ci prendra le nom d'UCDF, puis UCF, puis Le Bloc. Élu en 1997 président de la Caisse de Retraite des Médecins de France, sans étiquette, contre l'ensemble des syndicats, il y sera réélu tous les trois ans jusqu'en 2016. Il est à l'origine de la transformation de la retraite de base des libéraux de trimestres en points, et d'une retraite à la carte à 62 ans pour la retraite complémentaire des médecins pour contrer les 67 ans que veut imposer le ministère de la Santé. Seul un décret estival des autorités a mis fin à son mandat. Il sera également, toujours en exerçant à temps plein la chirurgie, président de la plus grosse caisse du nouveau RSI en 2016, poste dont il démissionnera 18 mois plus tard, dénonçant un système non viable, où les élus n'avaient aucun pouvoir, le président n'en ayant que le titre. Dix ans plus tard, le RSI faisait faillite. Indépendant, de tout temps engagé pour la défense des médecins, à la retraite, Gérard Maudrux continue de lutter pour le rayonnement de sa profession. Il s'engage dès l'apparition de la pandémie du SRAS-CoV-2 à rechercher les traitements qui permettraient de venir à bout de la maladie covid-19 et s'arrête, tout naturellement, sur l'Ivermectine. Il est le premier à en parler. Sur son blog internet (www.blog-gerard.maudrux.fr), il publie des informations sur des événements entourant la pandémie, les avancées obtenues avec l'Ivermectine toujours confortées par de nombreuses références d'essais cliniques. Ce travail d'information toujours basé sur des faits vérifiés lui vaut, en début d'année 2021, d'être… poursuivi par des mandarins du Conseil de l'Ordre des médecins (CNOM) afin de le radier et le faire taire ! Entretien.

Vous avez été convoqué le 17 février 2021 par le Conseil de l'Ordre des médecins du Vaucluse. Que vous est-il reproché ?

Dr Gérard Maudrux : Il m'est reproché de tenir des propos « *s'opposant à des recommandations faites dans l'intérêt de la santé publique* ». Il s'agit en réalité de mes articles qui présentent l'Ivermectine, médicament qui permet de soigner de la covid-19. Pour me traduire devant leur chambre disciplinaire, ces dirigeants du Conseil de l'ordre des médecins écrivent que « *les études citées ne font pas la preuve de rigueurs scientifiques avec un panel de patients insuffisant pour tirer des conclusions statistiques fiables* ». On croirait entendre l'ANSM qui ne prend que les séries les plus petites, critiquables, et que j'ai critiquées, ignorant les autres. Régulièrement, des études contrôlées par des pairs sont publiées dans de nombreuses revues médicales comme le *British Medical Journal*, qui confirment l'efficacité et la sûreté de l'Ivermectine pour soigner de la covid-19, et cela pratiquement sans risques. Sans doute ne sont-ils pas à jour de ces connaissances ? L'ordre ne permet pas qu'un médecin tienne des propos s'appuyant sur des études scientifiques importantes qui montrent l'efficacité de l'Ivermectine. Voilà qui n'est pas sans rappeler le procès des dignitaires religieux de l'Inquisition qui condamnèrent Galilée en 1633 pour avoir montré que la science officielle décidée par le Vatican se trompait !

Comment le Conseil de l'Ordre juge-t-il les médecins ?

Dr G.M. : C'est assez curieux. C'est une sorte de tribunal d'exception, puisque ceux qui poursuivent les médecins sont ceux qui les jugent. Ils sont à la fois juge et partie. Ce sont des tribunaux qui n'existent plus dans un monde civilisé et démocratique, sauf encore chez nous, au niveau de l'Ordre des médecins. Il y a un juge des métiers qui est le président du jury entouré de trois ou quatre assesseurs qui sont des membres du Conseil de l'Ordre.

Que peut-il se passer ?

Dr G.M. : Probablement une condamnation, sauf si, par chance, je tombe sur des confrères convaincus, car il s'agit d'une politique délibérée au niveau national pour faire taire toute voix qui n'est pas celle du discours officiel, quel qu'il soit.

Comment pouvez-vous être poursuivi alors que les preuves scientifiques existent de l'efficacité et de la sûreté de l'Ivermectine dans le traitement de la covid-19 ?

Dr G.M. : On me reproche de soutenir l'Ivermectine, mais aucun écrit n'est cité, aucune étude scientifique parmi les nombreuses que j'ai produites n'est prise en compte, pas un paragraphe, pas une phrase que j'aurais écrite n'est avancée pour que je puisse répondre. L'Ordre a-t-il relevé un seul mensonge, une seule erreur, une seule manipulation ? Il ne cite rien, car il ne peut le faire. C'est une accusation extrêmement vague et sans preuve, mais ce n'est pas nouveau. Irène Frachon, lanceur d'alerte du Médiator, qui a permis de sauver des milliers de vies, avait relaté une demande de l'Agence du médicament auprès du Conseil de l'Ordre pour la faire taire. Nous sommes dans le même schéma. Une petite nuance toutefois, ma faute étant moins sévère : elle attaquait un médicament autorisé, moi je n'attaque rien ni personne. Je ne fais que demander qu'on autorise un médicament éprouvé depuis 30 ans dans d'autres indications, et par là, qu'on essaye de traiter au lieu de ne rien faire. Le Serment d'Hippocrate ne nous impose pas une obligation de réussite, mais de moyens.

Quelles sanctions encourt un médecin ainsi poursuivi par le CNOM ?

Dr G.M. : Comme je suis retraité, ils peuvent me suspendre. Ce serait dans leur « logique »... Ce qui les gêne, c'est mon blog internet par lequel je diffuse des informations scientifiques, des rapports d'études qui montrent que l'on peut soigner la covid-19 avec l'Ivermectine. Ils peuvent me radier, je serai ainsi encore plus libre que maintenant. Je connais un confrère qui a pris 18 mois de suspension d'exercer pour une prescription d'Ivermectine. Au vu d'autres condamnations ou d'affaires étouffées, j'ai l'impression qu'il vaut mieux être violeur que prescripteur d'Ivermectine ou de dénoncer des maltraitances infantiles.

Pourquoi ce mauvais procès ?

Dr G.M. : C'est plus pour faire peur aux autres médecins, et notamment à mes confrères qui découvrent qu'il existe un médicament, l'Ivermectine, avec lequel on peut soigner la maladie covid-19 alors que les administrations du ministère de la Santé diffusent de fausses informations sur ce sujet en excluant toutes les recherches qui montrent son efficacité. Il s'agit d'essayer de me discréditer en raison du fait que je ne tiens pas le discours officiel. C'est désagréable et surtout opposé à l'éthique et à la pratique scientifique auquel tout médecin sérieux est rigoureusement attaché, comme je l'ai été en pratiquant.

Comment se défendre face au Conseil de l'ordre ?

Dr G.M. : Vous pouvez prendre un avocat. Mais dans mon cas, de très nombreux confrères m'ont fait part de leur soutien, y compris des membres du Conseil de l'Ordre qui ont été durant de longues années dans les instances dirigeantes, et certains d'entre eux se proposent même de me défendre. Au-delà de l'argumentation scientifique et de mon expérience de médecin, j'ai également un parcours au sein de la Caisse autonome de retraite des médecins de France (CARMF) qui m'ont fait découvrir pas mal de choses sur certaines pratiques.

Par exemple ?

Dr G.M. : Nous verrons cela en temps voulu. Pour le moment, je ne suis pas là pour attaquer, mais pour me défendre sur la base de preuves scientifiques. On pourrait penser que l'Ordre existe pour défendre une médecine de qualité ; or, son action depuis un an est d'empêcher de traiter. Pire même : d'empêcher d'essayer de traiter. Qu'est-ce qui gêne, notamment dans l'Ivermectine que je défends ? Elle n'est pas toxique, des dizaines d'études contrôlées ont montré ses bienfaits et son efficacité pour soigner de la covid-19. Alors qu'est-ce que cela coûte d'essayer quand on n'a rien ? Pourquoi pousser à prescrire le Doliprane, dont tout le monde sait qu'il n'a aucune action, et empêcher d'essayer l'Ivermectine, moins toxique, et qui aurait une présomption d'efficacité ? Essayons, et jugeons après, pas avant ! L'attitude de l'Ordre a commencé bien avant que les vaccins n'arrivent sur le marché[149].

Le Conseil de l'Ordre des médecins est né en 1941 sous la dictature du gouvernement de Vichy. Après que plusieurs de ses membres se sont distingués en dénonçant les médecins de religion juive aux autorités collaborationnistes et à l'occupant allemand, cet organisme s'est, semble-t-il, trouvé au fil du temps et du pactole constitué par les cotisations régulières des médecins une autre vocation plus financière. Un peu trop et non sans une opacité de gestion certaine. C'est ce que constate, en décembre 2019, la Cour des comptes lorsqu'elle rend publique son enquête sur le CNOM. Un rapport accablant sur l'Ordre auquel tout médecin en exercice est obligé d'adhérer et de cotiser[150].

Dans la présentation de son rapport d'enquête, la Cour des comptes indique alors que « *l'Ordre n'a que marginalement tenu compte des recommandations formulées par la Cour en 2012 à l'issue de son précédent contrôle : il reste marqué par des problèmes de gouvernance, de sérieuses défaillances de gestion, des insuffisances persistantes dans l'exercice de ses missions et un manque de rigueur dans le traitement des plaintes des patients* ».

Les chapitres du rapport de la Cour des comptes donnent une idée de la déontologie qui baigne la vieille institution : « *De sérieuses défaillances de gestion* », « *Une organisation peu propice au changement* », « *Des fonctions bénévoles généralement indemnisées* », « *Un*

149. Entretien avec l'auteur, juillet 2021.

150. Cour des comptes, *Rapport : L'ordre des médecins*, 9 décembre 2019. Le rapport est consultable sur le site internet de la Cour des comptes : www.ccomptes.fr

Ordre qui empiète sur le champ syndical », « *Des comptes souvent incomplets et insincères* », « *Des ressources incomplètement retracées* », « *Un patrimoine mal comptabilisé et sous-estimé* », « *De sérieux manquements dans la tenue des comptes locaux* », « *Une gestion dispendieuse* », « *Des dépenses mal contrôlées, parfois irrégulières* », « *Des politiques d'achat et de gestion immobilière peu rigoureuses* », « *Des missions administratives et juridictionnelles mal assurées* », « *Une absence de contrôle de l'actualisation des compétences des médecins* », « *Un contrôle hétérogène des contrats entre médecins et avec l'industrie* », « *Une faible implication de l'Ordre des médecins dans l'accès aux soins* », « *Un manque chronique de rigueur dans le traitement des plaintes* », « *Des absences de poursuites disciplinaires qui suscitent des interrogations* », « *Une justice disciplinaire marquée par de nombreuses insuffisances* », « *Des conditions d'indépendance et d'impartialité des juridictions imparfaitement remplies* », etc. Cet ordre ancien n'a visiblement pas grande qualité pour donner des leçons d'éthique professionnelle à ceux qui, comme le docteur Gérard Maudrux, le font vivre. Le 9 mars 2021, dans une tribune publiée sur internet, vingt-six syndicats de médecins et associations de patients demandent la dissolution du CNOM. Selon eux, cet ordre « *inutile* » et « *nocif* » « *protège des professionnels de santé corrompus et maltraitants, tout en maltraitant des usagers du système de soins et des professionnels qui tentent de respecter leur éthique professionnelle* »[151].

Face au désordre résultant des dysfonctionnements de l'Ordre national des médecins et de ses poursuites contre des médecins en pleine crise sanitaire gouvernementale, il convient également

151. Syndicat national des jeunes médecins généralistes, *Pétition pour la dissolution de l'ordre des médecins*, 12 avril 2021. Site internet : www.snjmg.org

d'aborder la question de l'Ivermectine sous un angle plus pratique. Le patient qui veut se faire soigner avec l'Ivermectine au lieu de se faire vacciner le peut-il ?

Il sauve des vies. L'ARS Nouvelle-Aquitaine ouvre une enquête…

J'invite le lecteur à se rendre sur le blog du docteur Gérard Maudrux (www.blog-gerard.maudrux.fr) pour s'informer sur l'Ivermectine et en suivre l'actualité. Il y découvrira des informations incroyables. Celle-ci par exemple :

> *« À L'Isle-d'Espagnac, on a appris qu'un confrère avait "osé" donner de l'Ivermectine à ses patients face à une épidémie dans son Ehpad. Quel idiot ! Pas futé du tout et irrespectueux vis-à-vis des consignes ! 47 patients positifs sur 96 (quelques jours après la vaccination…). Il avait deux cartons d'Ivermectine et il s'est dit que comme ce médicament était sans danger, il pouvait essayer de donner une chance à ses patients et en sauver quelques-uns, au cas où cela marcherait. Cela ne coûtait rien : au pire, rien ; au mieux, des vies sauvées. Pas d'effets secondaires, pas de mort, pas de plainte, mais une enquête a été diligentée à son encontre par l'ARS[152]. Mais qu'est-ce qui lui est donc passé par la tête ? J'ai honte pour les con(frère)s qui le critiquent et se sont plaints. »*

Ou encore celle-ci :

> *« Autre témoignage intéressant. Vous vous souvenez des clusters importants dans les abattoirs en début d'épidémie, lieux*

152. ARS : Agence régionale de santé Nouvelle-Aquitaine.

particulièrement prisés par le virus ? Ce problème est mondial, et une entreprise agroalimentaire au Brésil, spécialisée dans le traitement de la viande et confrontée à ce problème, a décidé de traiter à titre préventif ses 12 000 employés. Trouvant les mesures classiques pour éviter les contaminations insuffisantes, bien que sérieuses dans ces établissements (plus de 5 000 morts dans le monde dans les abattoirs), le médecin de l'entreprise et le Conseil d'Administration ont décidé de passer à l'Ivermectine en prophylaxie. En moins de 4 semaines, les positifs sont passés de 10-15 par jour à 0. Plus de cas dans l'entreprise. »[153]

L'OMS, l'Union européenne et les autorités françaises ne reconnaissant pas l'efficacité et la sûreté de l'Ivermectine, peut-on se soigner avec et dans quelles conditions ? Entretien avec le docteur Gérard Maudrux.

Ivermectine : mode d'emploi

Nous sommes au mois d'août 2021. Un médecin généraliste peut-il traiter un patient qui présente les symptômes de la covid-19 avec l'Ivermectine et dans quelles conditions ?

Dr Gérard Maudrux : Oui, aucune interdiction. N'en déplaise à l'Ordre des médecins, les médecins ont – encore – leur liberté de prescription et doivent s'opposer aux pressions dont ils sont l'objet, d'où qu'elles viennent. Ils peuvent donc prescrire l'Ivermectine. Les médecins doivent soigner avec l'Ivermectine et les pharmaciens doivent délivrer le

153. Extraits de *Ivermectine : témoignages*, par le Docteur Gérard Maudrux (www.blog-gerard.maudrux.fr), 29 mars 2021.

médicament prescrit. Du reste, le 3 mars 2021, la directrice générale de l'Agence nationale de sécurité du médicament (ANSM) rappelait aux médecins qui demandent une recommandation temporaire d'utilisation pour l'Ivermectine que « *conformément au principe de liberté de prescription, les médecins peuvent le cas échéant, dans le respect de la loi, prescrire un médicament en dehors des indications validées par l'AMM, y compris en l'absence de RTU* ». C'est un simple rappel à la loi pour ceux qui attaquent la liberté de prescription et un rappel aux textes et aux règles qui s'imposent à ceux qui le feraient, tout en précisant que RTU ou pas, ce droit existe, reste et restera, quelle que soit leur décision concernant l'Ivermectine.

Si un médecin généraliste refuse une ordonnance pour un traitement Ivermectine, quel recours a le patient contre ce refus de soigner ?

Dr G.M. : Les règles sont simples : c'est sous la propre responsabilité du médecin, avec un patient dûment informé, que doit se faire la prescription. Bien évidemment, la prescription doit pouvoir être justifiée (pas d'autre traitement), ne doit pas présenter de risques pour le patient. Il ne s'agit pas de prescrire n'importe quoi, il faut une présomption d'efficacité, non hypothétique.

La responsabilité du médecin est de soigner

La loi est donc bien claire sur cette question de la prescription et, en dehors de la campagne menée contre l'Ivermectine par des autorités en dissimulant les propriétés du médicament, rien ne s'oppose au traitement avec celui-ci ?

Dr G.M. : Tout à fait. Les articles R.4127-8 et L.5121-12-1 du Code de la Santé publique stipulent ces conditions. Je les ai du reste publiés sur mon blog[154] à l'attention de mes confrères et des patients. Le médecin est autorisé à prescrire en respectant les dispositions de ces articles de loi, mais il n'est pas obligé, pouvant faire valoir une clause de conscience. Le pharmacien doit délivrer. S'il est tenu de vérifier qu'il n'y a pas d'erreur sur l'ordonnance, le patient doit lui faire savoir, si besoin, qu'il est informé que ce n'est pas une erreur. Je rappellerai enfin que le refus de soins peut relever d'une procédure pénale en cas de problème. Pour l'instant, le médecin peut se retrancher derrière les consignes et les autorités qui conseillent de ne pas utiliser l'Ivermectine, comme l'OMS, ou refusent d'en faire un traitement reconnu, comme l'Union européenne et, en France, les dirigeants et responsables d'administrations de la santé. Pour être clair, les médecins qui refusent le traitement précoce sont très nombreux, les pharmaciens qui refusent de le délivrer sont très rares, et ceux qui se substituent au médecin encore plus rares.

Combien coûte à peu près le traitement Ivermectine ?

Dr G.M. : Une boîte coûte 10 €, il faut deux boîtes pour un traitement complet.

---

154. *Covid : médecins, soignez : c'est autorisé !* par le Docteur Gérard Maudrux (www.blog-gerard.maudrux.fr), 7 mars 2021.

Une personne qui a été piquée avec une première dose de produit à ARNm et qui découvre l'Ivermectine peut-elle abandonner la « vaccination » et se soigner avec ?

Dr G.M. : L'Ivermectine n'est pas un vaccin, il traite la maladie, donc ne remplace pas la deuxième dose.

L'Ivermectine et les « vaccins »

Une personne qui a reçu deux doses d'un produit à ARNm et qui apprend que l'Ivermectine protège contre les variants du SRAS-CoV-2 peut-elle se soigner avec l'Ivermectine en abandonnant la « vaccination » ?

Dr G.M. : Comment abandonner la vaccination quand on a eu ses 2 doses ? C'est fait. L'Ivermectine ne va pas vous protéger comme un vaccin, sauf en prise prophylactique, en continu, il faut en prendre tout le temps. Par contre, **en cas de maladie, vacciné une dose, deux doses, ou pas, elle va effectivement vous protéger, peut-être mieux que le vaccin**. Deux doses, puis Ivermectine si contamination, oui, c'est possible.

Le président et le gouvernement français, leurs conseillers et responsables d'administrations affirment que de nouveaux variants encore plus dangereux vont survenir. Qu'en est-il exactement ? Pourquoi n'autorisent-ils pas l'Ivermectine dont il a été démontré qu'elle empêche toutes les mutations du virus d'attaquer l'organisme ?

Dr G.M. : Beaucoup de spécialistes disent que les variants seront de moins en moins virulents et que la maladie va traîner des années, comme la grippe. Le variant Delta semble donner raison à ceux qui, par expérience, nous disent que ce n'est pas la même épidémie, mais des épidémies successives, avec des virus différents, probablement de moins en moins virulents, pour se terminer après 2-3 ans par une endémie de quelques années, avec un virus variant qui ressort ici et là, comme pour la grippe saisonnière. C'est le cas de toutes les épidémies de ce type. La grippe espagnole en est un bel exemple. Elle a disparu progressivement, n'existe plus à l'heure actuelle, et ce sans avoir besoin de traitement ou de vaccin. **Demain, on nous dira que la disparition de l'épidémie actuelle, c'est grâce au vaccin, alors qu'il s'agit d'un phénomène naturel qui se répète depuis des siècles.** Or, ce variant touche autant les vaccinés que les non vaccinés contrairement à ce que déclare le ministre de la Santé. En Israël, c'est plus clair : selon le ministère israélien de la Santé, au 21 juillet 2021, sur les 143 hospitalisés, 58 % étaient totalement vaccinés, 3 % partiellement, 39 % non vaccinés[155].

Mettre l'industrie pharmaceutique au service de la vie

Pourquoi les autorités se refusent-elles à recommander le traitement par l'Ivermectine dont il a été démontré qu'elle empêche toutes les mutations du virus d'attaquer l'organisme ?

Dr G. M. : Pourquoi pas de recours à l'Ivermectine ? Question que tout le monde se pose. On voit de grands laboratoires financer des études, des publications, pour des produits nouveaux dont ils vont encaisser des royalties, en

155. *Le variant Delta en chiffres*, par le docteur Gérard Maudrux (www.blog-gerard.maudrux.fr), 26 juillet 2021.

> vendant cher compte tenu du contexte. C'est le cas du Remdesivir, dont l'efficacité n'a jamais été prouvée : coût de production moins de 1 €[156], prix de vente plus de 2 000 € ! Les médicaments anciens comme l'Ivermectine sont tombés dans le domaine public. Tout le monde peut en fabriquer, il n'y a plus d'« inventeur » qui touche des royalties. Un laboratoire n'a aucun intérêt à dépenser pour des études qui profiteraient à d'autres qui n'ont rien investi. Par contre, le rôle de l'État est de protéger la population et l'intérêt général.

Aucun intérêt pour un laboratoire de fabriquer l'Ivermectine si celui-ci ne travaille que pour une rentabilité financière, et non pour la santé de la population.

Mais est-ce normal ?

La recherche n'est pas une pompe à fric et la maladie un moyen de s'enrichir pour une poignée de possédants, du moins dans un État civilisé. Le rôle de l'État évoqué par le docteur Maudrux ? Ces mêmes sociétés transnationales de la pharmacie reçoivent depuis des années des centaines de milliards d'euros annuels de l'État, de l'Union européenne et de collectivités territoriales sous différentes formes (crédit d'impôt recherche, aides financières, baisse de charges patronales, exonérations fiscales, réductions de cotisations sociales,

156. Source : *Minimum costs to manufacture new treatments for Covid-19 (Coûts minimaux pour fabriquer de nouveaux traitements pour Covid-19)*, étude de Andrew Hill, Junzheng Wang, Jacob Levi, Katie Heath et Joseph Fortunak, Journal of Virus Eradication, National Center for Biotechnology Information (NCBI) - division de la National Library of Medicine (NLM), 30 avril 2020. doi: 10.1016/S2055-6640(20)30018-2

allégement d'impôt sur les sociétés[157], etc.)[158]. Sanofi, l'ancienne société transnationale de la pharmacie à base française dont le capital est détenu en 2020 par 62,9 % d'actionnaires institutionnels étrangers, dont 43,5 % d'origine anglo-saxonne (États-Unis pour 30,5 % et Royaume-Uni pour 13 %)[159] est un exemple de l'utilisation de fonds publics pour l'enrichissement d'actionnaires privés au détriment de l'intérêt général et de la santé. Sanofi, transnationale aux 24 filiales offshore, qui a perçu 1,5 milliard d'euros de fonds publics en dix ans au titre du crédit d'impôt recherche, a supprimé sur la même période la moitié des effectifs de chercheurs – passant de 6 387 en 2010 à 3 905 en 2020... Et, « *quelques semaines après avoir distribué quatre milliards d'euros de dividendes à ses actionnaires, le groupe pharmaceutique Sanofi a annoncé le 26 juin la suppression de 1 700 emplois en Europe, dont un millier en France* », rapporte Sophie Eustache dans la *Nouvelle Vie Ouvrière* (NVO). De plus, malgré de bons résultats financiers « *le groupe a entériné un plan d'économies de deux milliards d'euros d'ici à 2022, notamment par l'arrêt de la recherche sur le diabète et le cardiovasculaire...* »[160]. Sans évoquer l'évitement fiscal qui permet à ces sociétés transnationales d'évader une partie de leurs bénéfices dans des places offshores échappant à toute réglementation bancaire internationale...

---

157. En France, les sociétés transnationales de l'indice boursier CAC 40 sont celles qui paient le moins d'impôt proportionnellement à leur chiffre d'affaires
158. *Le virus et le président*, par Jean-Loup Izambert et Claude Janvier, IS Édition (www.is-edition.com)
159. Source : Groupe Sanofi, Structure de l'actionnariat au 31 décembre 2020.
160. *Sanofi supprime 1 000 emplois en France*, par Sophie Eustache, NVO, 2 juillet 2020.

La révolte ou la honte

La conclusion de cette enquête revient à maître Jean-Charles Teissedre, qui connaît le dossier Ivermectine dans ses moindres recoins pour consacrer des mois et des mois de travail, sans compter les heures, avec la multitude de pièces et d'acteurs qui le composent. « *Tout va très vite dans cette affaire,* dit-il, *d'autant que de nouvelles études continuent de paraître qui confirment la valeur du traitement avec l'Ivermectine.* » Son travail titanesque avec des organisations de médecins, de scientifiques, d'associations de patients et autres intervenants découvre chaque mois un peu plus la folie de ceux qui, consciemment ou non, ont fabriqué une médecine officielle induite par des sociétés transnationales de la pharmacie contre la santé des citoyens. De procédure en procédure, la bataille juridique initiée par le cabinet de maître Jean-Charles Teissedre enfonce les détracteurs de l'Ivermectine dans leurs contradictions :

> « *J'ai utilisé l'outil juridique de la recommandation temporaire d'utilisation pour explorer le système de l'intérieur de manière à pouvoir identifier d'éventuels dysfonctionnements et blocages. Je suis partagé sur la suite à donner, parce que je préfère une prescription libre de l'Ivermectine qu'une RTU trop stricte faite à contrecœur. Car, lors de ce périple procédural, nous avons obtenu par écrit à plusieurs reprises l'engagement des autorités selon lequel l'Ivermectine pouvait être librement prescrite par les médecins contre la maladie covid-19. Donc, on nous dit pour résumer : "pas de RTU, mais vous pouvez prescrire". Or, ce que voulaient mes clients médecins était justement que la prescription de ce médicament soit sécurisée et ne les expose pas aux foudres des autorités sanitaires après le malheureux épisode de l'hydroxychloroquine. Nous avons*

obtenu ce droit, mais je ne suis pas dupe, car il s'agit d'une pirouette de plus. D'un côté, on nous dit "vous pouvez prescrire", et puis de l'autre, j'apprends que des médecins sont poursuivis devant le Conseil de l'Ordre des médecins pour avoir prescrit l'Ivermectine. C'est fou ! »

Voilà comment et pourquoi les dirigeants de sociétés transnationales de la pharmacie ont, avec le soutien – la complicité ? – de dirigeants de l'Union européenne, du gouvernement et responsables d'administrations françaises, entravé la diffusion massive de l'Ivermectine qui peut soigner de la covid-19.

Voilà comment et pourquoi ils ont empêché de traiter les malades avec ce médicament connu, testé et sans grands risques, étudié et vérifié pour son efficacité et sa sûreté contre la covid-19 tout en favorisant des médicaments nouveaux à l'efficacité plus que douteuse et des « vaccins » aux effets secondaires encore inconnus, sinon qu'ils semblent déjà causer la mort de milliers de personnes.

Voilà ce qui s'appelle faire passer les profits – gigantesques – avant la santé – en perdition. Ces gens-là, des PDG fabricants de « vaccin miracle » aux soignants qui les utilisent, bafouant bien souvent le principe élémentaire du consentement éclairé, en passant par les dirigeants de l'OMS et les autorités politiques et administratives de l'Union européenne – particulièrement les françaises –, sont responsables de l'aggravation de la situation économique et sociale. Les dirigeants de l'OMS et de l'Union européenne ont sur la conscience la détérioration de la santé de millions de personnes et la mort de millions d'autres à la fin de l'année 2021. Des vies qui auraient pu être préservées et sauvées avec le traitement Ivermectine qu'ils ont déconseillé et/ou n'ont pas recommandé, bien que l'efficacité et la sûreté de ce médicament soient prouvées scientifiquement par de nombreuses études, leurs résultats diffusés publiquement et ses qualités démontrées pratiquement sur des millions de patients.

Il est vrai que le traitement complet de la covid -19 avec l'Ivermectine a lui aussi un coût : 20 euros par personne !

Avec un « petit supplément » : il dispense de se faire piquer avec des produits importés d'outre-Atlantique peu performants, inachevés et, pour certains, potentiellement dangereux et dans tous les cas bien moins efficaces et sûrs. Mais pas seulement.

Reconnaître l'efficacité indiscutable du traitement Ivermectine revient pour le pouvoir politique français à mettre à jour l'inutilité de la plupart des mesures injustifiées, iniques, liberticides et discriminatoires qu'il a décrétées ou fait adopter avec des procédures accélérées par une Assemblée nationale plus qu'à moitié vide jusqu'à légaliser la discrimination. Les Français ont donc le choix entre continuer de survivre honteusement dans le déni ou dégager ce pouvoir quasi illégitime et autoritaire qui a enfoncé la France dans une crise politique, économique, sociale et sanitaire sans précédent.

Ce livre est une arme pour sortir de la nuit du mensonge et porter la vérité dans un débat que le pouvoir cherche à museler à tout prix. Emparez-vous-en pour résister et écrire les mots du recueil clandestin de 1942 du poète Paul Éluard :

« Et par le pouvoir d'un mot

Je recommence ma vie

Je suis né pour te connaître

Pour te nommer

Liberté. »

EN SAVOIR PLUS

La justice ? Quelle justice ?

La Cepej reste la référence pour mesurer la lente mort programmée de la justice française par les dirigeants politiques qui se succèdent aux affaires. Cepej ? Peu de chance que le JT de 20 heures vous en parle. Pourtant, c'est l'acronyme de la Commission européenne pour l'évaluation de la justice (Cepej). Institution intergouvernementale du Conseil de l'Europe créée en 2002, sa mission consiste à étudier l'efficacité du service public de la justice dans 47 pays européens sur la soixantaine qui forment le continent européen, du détroit de Béring à la mer d'Irlande en passant par la Fédération de Russie. Ses études vont donc bien au-delà de la seule Union européenne et couvrent la quasi-totalité des pays du continent européen.

Les analyses de la Cepej portent ainsi sur les systèmes judiciaires dont dépendent environ 820 millions de justiciables du continent. Analysant le fonctionnement des systèmes judiciaires au quotidien, la Cepej est un peu le bulletin de santé de la justice sur l'Europe, dont elle suit régulièrement les évolutions, vérifiant progressions et régressions. Elle présente régulièrement un rapport qui donne, État par État et sur l'ensemble des pays analysés, les tendances et comparaisons issues des plus de 3 millions de données qu'elle collecte dans chacun d'eux au fil d'années d'enquêtes. Force est de constater que sans la Cepej, les Français ne disposeraient pas des moyens de connaître l'état de délabrement avancé et continu de leur justice. La septième édition 2018 de l'étude de la Cepej sur l'efficacité et la qualité de la justice est quadriennale et passe au crible les systèmes de 45 pays européens pour la période 2012-2016. Constat : la justice française se trouve toujours à la traîne des pays au Produit intérieur brut (PIB) comparable en termes de budget et souvent parmi les dernières du continent tous pays confondus. Elle réussit même l'exploit, par sa génuflexion devant le pouvoir politique, à s'enfoncer encore un peu plus.

L'un des derniers budgets du continent européen

Ainsi, pour le budget, la Cepej prend en compte pour les crédits alloués à la justice ceux qui sont affectés par un État aux tribunaux, à l'aide judiciaire et au Ministère public. Les 45 États étudiés se répartissent en quatre catégories en fonction de la somme annuelle allouée par habitant. « *La moyenne européenne du budget alloué au système judiciaire par habitant en 2016 pour les États ou entités ayant répondu est de 64 €* », constate la Cepej.

Avec un budget par habitant de 65,90 €, la France se situe dans le groupe des 13 États qui ont un budget compris entre 60 et 100 €. Elle se place tout juste au-dessus de Chypre (61 €) contre 118,6 € en Suède, 122 € en Allemagne ou 214,8 € en Suisse. Située dans la basse moyenne européenne sur cet aspect budgétaire, la justice française croupit dans les autres chapitres, se classant souvent très loin derrière la Hongrie, la Fédération de Russie, la Finlande, l'Autriche ou la Suisse. Ainsi, avec 2,8 procureurs pour 100 000 habitants, elle s'inscrit dans les derniers pays avec l'Irlande (2,2), l'Italie (3,5) ou l'Espagne (5,3), alors que la moyenne sur l'ensemble des pays observés est de 11,7 procureurs pour 100 000 habitants. De même, elle stagne lamentablement parmi les derniers États du continent pour le nombre de juges professionnels pour 100 000 habitants : 10 en France, alors que la moyenne sur les pays observés est de… 22 !

Elle est aussi l'une des dernières pour le nombre de fonctionnaires non-juges (administrateurs judiciaires, greffiers, conseillers judiciaires, responsables administratifs et de gestion des tribunaux, personnels techniques, autres personnels non-juges) pour 100 000 habitants : 33,9 soit autant qu'au Luxembourg, presque moitié moins qu'en Allemagne (64,7) ou en Fédération de Russie (66,8) et alors que la moyenne des pays analysés s'établit à 68,7…

Un manque criant de procureurs et d'avocats

Autre record, celui de la surcharge des tribunaux pour laquelle la justice française occupe désormais la dernière place : « *On note ainsi que les parquets les plus chargés se trouvent toujours incontestablement en France, qui compte en Europe quasiment le plus petit nombre de procureurs (2,8 pour 100 000 habitants), mais doit en même temps faire face au plus grand nombre de procédures reçues (7,45 pour 100 habitants), tout en ayant à remplir un nombre record de fonctions différentes (13)* », souligne la Cepej. Loin, très loin derrière la Fédération de Russie, le plus grand pays et le plus peuplé du continent – et l'un des mieux organisés judiciairement malgré son étendue et sa diversité – qui compte « *plus de 25 procureurs pour 100 000 habitants et 0,65 procédure pour 100 habitants à traiter* ». Ces « bons » résultats de la justice française sont confortés par le nombre d'avocats pour 100 000 habitants : 98 quand la moyenne de l'ensemble des pays est de 162 ! Bien évidemment, cette situation se traduit par des conséquences graves pour les justiciables.

Tribunaux surchargés et délais d'instruction parmi les plus longs

Ainsi, « *en France et Pologne, le Disposition Time (durée estimée de liquidation du stock d'affaires en cours) a augmenté au fil du temps* », relève la Cepej. Pour les affaires civiles et commerciales de première instance, « *les Disposition Time les plus bas concernent l'Azerbaïdjan (25 jours) et la Fédération de Russie (42 jours)* », note la commission d'enquête. Elle précise que si « *la moyenne (est) de 233 jours de Disposition Time* » pour les pays participant à l'enquête, un pays comme l'Allemagne réalise un « disposition time » de 196 jours alors qu'il est très largement supérieur à la moyenne pour des pays comme « *la France (353 jours) soit presque autant qu'en Croatie (364 jours)* ». Autre exemple : la durée moyenne de procédure des affaires de divorce contentieux en première instance est d'environ 900 jours en France quand elle est de 637 jours en Italie, de 212 jours en Suisse et de seulement 33 jours en Fédération de Russie[161].

161. Cepej (www.coe.int), *Systèmes judiciaires européens, Efficacité et qualité de la justice*, Les études de la Cepej n° 26, édition 2018 (données 2016). Sénat, *Projet de loi de programmation 2018-2022 et de réforme pour la justice*, Rapport n° 11 (2018-2019) de MM. François-Noël Buffet et Yves Détraigne fait au nom de la commission des lois, déposé le 3 octobre 2018, *Sous-titre II : Assurer l'efficacité de l'instance, Article 12, Simplification de la procédure de divorce par la suppression de la tentative de conciliation préalable à l'assignation.*

Le *British Medical Journal* (www.bmj.com)

Le *BMJ* est l'une des plus anciennes revues de médecine générale au monde. Son édition hebdomadaire de 16 pages paraît pour la première fois au Royaume-Uni le 3 octobre 1840 sous le nom de *Provincial Medical and Surgical Journal.* En janvier 1853, il fusionne avec le *London Journal of Medicine* et prend le nom d'*Associated Medical Journal.* Quatre ans plus tard, en janvier 1857, il prend le nom de *The British Medical Journal* dont le titre vulgarisé devient en 1988 *The BMJ.* Ses fondateurs, Peter Hennis Green, médecin irlandais conférencier sur les maladies des enfants, et Robert Streeten, membre du conseil de l'Association médicale et chirurgicale provinciale, s'étaient donné deux objectifs principaux : promouvoir les professions médicales et diffuser les connaissances médicales. Grâce au réseau de correspondants qu'il tisse parmi les professionnels de la santé, les universités et les milieux de la recherche, le *BMJ* sera souvent le premier journal à publier des travaux de recherches sur des maladies, médicaments et produits, des essais, des débats, des confrontations d'études. En 1957, il refusera la publicité pour les produits du tabac, de leurs fondations ou de leurs filiales. À partir de février 2019, il n'acceptera plus non plus de nouvelles publicités pour les substituts du lait maternel et, contrairement à certaines autres revues médicales, veille rigoureusement à ce que toute publicité ou parrainage ne puisse influencer les décisions éditoriales. Il innove également en étant la première grande revue médicale à lancer un site Web en 1995 (www.bmj.com) et se distinguera en laissant son contenu accessible gratuitement. Très structuré avec un conseil consultatif international, un comité d'éthique de conseillers en analyse et dans différentes spécialités, il est diffusé aujourd'hui dans le monde entier et est devenu l'une des revues de références des professionnels de la santé. Ses articles sont parmi les plus précis et documentés de la littérature médicale en étant confortés de nombreuses études de chercheurs de tous pays.

Et si on jouait au budget de l'ONU ?

Le budget des organisations internationales de l'ONU est composé de contributions ordinaires et de contributions volontaires. Les premières sont les quotes-parts versées par les États membres, qui constituent la principale source de financement du budget ordinaire de l'ONU. Elles sont calculées selon un barème établi par l'Assemblée générale sur avis du Comité des contributions composé de dix-huit membres choisis par l'Assemblée générale sur recommandation de son Comité administratif et budgétaire. Pour fixer la quote-part de chaque État, le Comité des contributions tient compte essentiellement de sa capacité de paiement : le barème est calculé à partir d'une estimation du revenu national ajusté et d'autres facteurs. Viennent s'y adjoindre les budgets de différentes institutions spécialisées de l'ONU comme la Banque mondiale, le Fonds monétaire international, le Fonds international de développement agricole et divers programmes et fonds opérationnels comme le Programme des Nations Unies pour le développement ou le Programme alimentaire mondial, programmes et fonds dont l'essentiel des ressources proviennent de contributions volontaires de gouvernements, d'associations, de particuliers et de fondations comme, parmi de nombreuses autres, la Fondation Bill et Melinda Gates. Les contributions volontaires permettent à des groupes de pression d'influer sur les décisions des OI. Le budget de l'ONU, voté en décembre 2020, est de 3,2 milliards de dollars US pour 2021 (3,074 milliards en 2020). Il permet de financer les programmes ordinaires dans des domaines tels que les affaires politiques, le droit et la justice, la coopération internationale pour le développement, l'information, les droits de l'Homme et les affaires humanitaires. L'ONU réussit à se maintenir plus ou moins financièrement à flot grâce aux contributions volontaires de certains pays, de puissantes fondations privées et à son Fonds de roulement auquel les États membres avancent des fonds proportionnellement à leurs contributions obligatoires et en empruntant auprès du budget des opérations du maintien de la paix. Mais cela ne suffit pas. Aussi, pour renflouer les caisses, une idée « géniale » est née dans le cerveau de quelques bureaucrates. Une idée peu en rapport avec l'éthique des missions et des nobles idéaux de l'ONU : organiser une loterie géante à l'échelle planétaire ! Ne riez pas, l'affaire est sérieuse : un accord de coopération a même été signé en 2002 entre l'ONU et l'Association internationale des loteries (WLA) à l'initiative de Martti Ahtisaari, ancien haut fonctionnaire de l'organisation internationale. Les pauvres ont ainsi été heureux d'apprendre que, désormais, les riches jouent leur sort - un médicament, un vaccin, un bol de riz, un cahier d'écolier - en... s'amusant.

Alliance FLCCC (www.covid19criticalcare.com)

L'Alliance FLCCC (Alliance de soins intensifs Covid-19 de première ligne), organisation humanitaire à but non lucratif, a été organisée en mars 2020 par un groupe de médecins/universitaires en soins intensifs hautement publiés et de renommée mondiale - avec le soutien académique de médecins alliés du monde entier - pour rechercher et développer des protocoles vitaux pour la prévention et le traitement de la covid-19 à tous les stades de la maladie. Leur protocole de traitement hospitalier MATH + - introduit en mars 2020 - a sauvé des dizaines de milliers de patients gravement malades de la covid-19.

Rapport *Déclaration de l'Alliance FLCCC sur les actions irrégulières des agences de santé publique et la campagne de désinformation généralisée contre l'Ivermectine*, 12 mai 2021.

www.ivmmeta.com

Base de données créée en novembre 2020 aux États-Unis par des doctorants et scientifiques. Le site présente de manière très claire les principales études réalisées sur l'Ivermectine et les résultats obtenus avec des analyses très documentées. S'adresse aussi bien aux scientifiques qu'aux citoyens désireux de connaître la réalité de l'efficacité et de la sûreté de ce médicament.

Rapport complet en ligne : *Ivermectin for Covid-19 : real-time meta analysis of 60 studies (Ivermectine pour Covid-19 : méta-analyse en temps réel de 60 études).*

American For Taxe Fairness – ATF (www.americansfortaxfairness.org)

Questions about how Merck & Gilead Sciences are spending their tew savings ahead of earnings calls tomorrow. Tax Savings Are Enriching Wealthy Shareholders, Not Raising Wages or Lowering Prices (Questions sur la façon dont Merck et Gilead Sciences dépensent leurs économies d'impôts avant la publication des résultats à venir. Les économies d'impôt enrichissent les actionnaires fortunés, n'augmentent pas les salaires ou ne baissent pas les prix), 30 avril 2018.

***FranceSoir* (www.francesoir.fr)**

– *Recours de 1 500 médecins auprès du ministre de la Santé pour l'Ivermectine*, 12 mai 2021.

– *Ivermectine : Merck ne trouve pas d'effets favorables sur la Covid-19 dans les études. Serait-ce à cause d'un autre traitement ?* 6 février 2021.

– *Ivermectine : De l'indifférence scandaleuse au mensonge criminel*, 23 décembre 2020.

Centre Territorial d'Information Indépendante et d'Avis Pharmaceutiques - Centre hospitalier de Cholet (www.ctiapchcholet.blogspot.com)

***American Journal of Therapeutics* (www.journaux.lww.com)**

Revue scientifique étasunienne spécialisée. La revue présente des articles originaux sur les dernières approches thérapeutiques, ainsi que des articles critiques sur le processus d'approbation des médicaments et des revues thérapeutiques couvrant la pharmacocinétique, les affaires réglementaires, la pharmacologie clinique pédiatrique, l'hypertension, le métabolisme et les systèmes d'administration de médicaments. Elle permet d'accéder rapidement à de nombreuses et récentes études sans avoir à consulter une multitude de publications médicales.

Union of Concerned Scientists (www.ucusa.org)

Sur les techniques de désinformation, lire *The Disinformation Playbook*, publié le 10 octobre 2017.

Cabinet Teissedre

Spécialisé en droit pénal, le cabinet de maître Jean-Charles Teissedre intervient dans les affaires délictuelles et criminelles. Il publie sur son site internet (www.teissedre-avocats.com) de nombreuses informations en accès libre tout particulièrement à l'attention des automobilistes dont il assure la défense. Spécialiste du droit pénal, maître Teissedre assure également la défense de nombreux citoyens et professionnels comme ceux du secteur Santé.

Tél. : 04. 99. 61. 06. 23.

Adel: jeancharles.teissedre@gmail.com

Réinfocovid (www.reinfocovid.fr)

Collectif de soignants, médecins et scientifiques universitaires, réunis autour d'une idée : le besoin d'une politique sanitaire juste et proportionnée pour la France. Réinfocovid s'est fixé comme missions : « *Aider à rouvrir l'espace du débat démocratique et scientifique* », « *Proposer une autre politique sanitaire* », « *Aider nos concitoyens à être dans la prudence et le courage* » et « *Mettre en lien tous ceux qui veulent agir* ».

Aimons Nos Droits (www.aimonsnosdroits.com)

Ce site internet a vocation à permettre à quiconque de connaître ses droits pour les faire valoir durant cette période de délitement progressif de l'État de droit. C'est un projet collaboratif porté par un collectif citoyen. Chaque citoyen peut y trouver une multitude d'informations pour connaître ses droits, notamment face à la répression policière et administrative, poser des questions et faire évoluer le site en y contribuant par son forum. Le collectif « Aimons nos droits » a édité un *Manuel de survie en dictature* qui présente les principaux textes de loi à utiliser dans différentes situations, dont les relations avec les forces publiques.

Bas les masques (www.baslesmasques.com)

Initiative collective, scientifique et citoyenne qui réunit des médecins et autres professionnels de santé, des spécialistes du droit, des économistes, mais aussi des entrepreneurs et des journalistes. Ils animent ce média objectif, libre et indépendant, pour offrir une information complémentaire sur les conséquences de la crise sanitaire.

BonSens (www.bonsens.org)

Cette association regroupe des citoyens de toutes catégories sociales et professionnelles et les fédère autour d'actions centrées sur la santé. Organisée au plan national avec des référents dans les régions, BonSens diffuse de nombreuses informations sur l'actualité, des conseils, des témoignages, des débats contradictoires avec des citoyens, des pairs et des tiers experts étrangers. Agissant pour la défense des patients, des familles et des professionnels de la santé, BonSens mène aussi des actions juridiques de toutes sortes.

ABRÉVIATIONS

AEM : Agence Européenne des Médicaments (EAM en langue anglaise).

Alliance FLCCC : Front Line Covid-19 Critical Care (Alliance de soins intensifs Covid-19 de première ligne, États-Unis).

AMM : Autorisation de Mise sur le Marché.

ANSM : Agence Nationale de Sécurité du Médicament et des produits de santé.

ATF : American For Tax Fairness (association, États-Unis).

ATU : Autorisation Temporaire d'Utilisation.

BMJ : British Medical Journal.

CDC : Center for Disease Control and Prevention (Centre de contrôle et de prévention des maladies (États-Unis).

CHMP : Committee for Medicinal Products for Human Use (Comité des médicaments à usage humain).

CNOM : Conseil National de l'Ordre des Médecins.

FDA : Food & Drug Administration (Agence de contrôle de la nourriture et des médicaments, États-Unis).

HAS : Haute Autorité de la Santé.

HCSP : Haut Conseil de la Santé Publique.

MHRA : Medicines and Healthcare products Regulatory Agency (Agence de réglementation des médicaments et des produits de santé du Royaume-Uni).

OMS : Organisation Mondiale de la Santé.

RTU : Recommandation Temporaire d'Utilisation.

À PROPOS DE L'AUTEUR

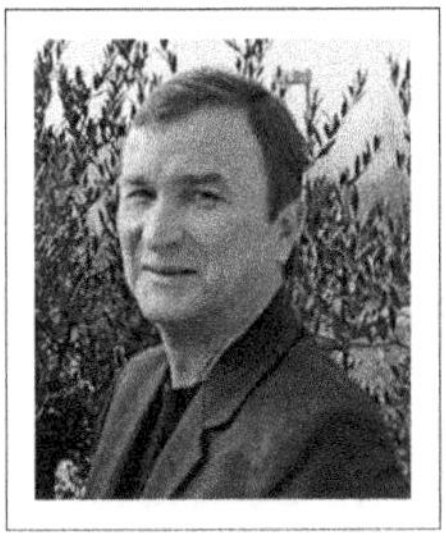

Au fil de son demi-siècle de journalisme, **Jean-Loup Izambert**, diplômé de l'École supérieure de journalisme (Paris), de l'École des Hautes études sociales (HES) et de l'École des Hautes études internationales (HEI), a pratiqué plusieurs métiers de la presse dans des médias régionaux, nationaux et spécialisés : rédacteur, secrétaire de rédaction, marketing, reporter, grand reporter, rédacteur en chef, enquêteur.

De 1987 à 2002, il collabore régulièrement au mensuel économique et financier du groupe *Les Échos*, à *PME Affaires*, à *L'Humanité* et *L'Humanité Hebdo*, à l'hebdomadaire *VSD*, ainsi qu'à différents titres de la presse spécialisée et européenne. Enquêtant sur les questions économiques, politiques et sociales, ses reportages parfois censurés en France sont publiés par plusieurs médias étrangers de différents pays (Angleterre, Allemagne, Finlande, Fédération de Russie et Italie). Sa curiosité et une farouche volonté d'expliquer le dessous des cartes le conduisent à réaliser plusieurs reportages exclusifs.

Il est le premier journaliste à pénétrer au cœur de l'Institut Nami – l'un des centres de la recherche pure de la Fédération de Russie –, dont il dévoile des projets futuristes (1990-1992). Il réalise dans la foulée le premier reportage sur Togliatti, le plus grand centre de production automobile européen (Fédération de Russie).

Constatant les difficultés pour publier ses enquêtes, il fait le choix du livre.

Son activité de conseil en communication indépendant pour de grands groupes, des PME-PMI et des collectivités territoriales, lui permet alors de financer ses enquêtes au long cours, qu'il mène parfois sur plusieurs années.

Il sera également le premier journaliste français à dénoncer l'implication de quarante banques européennes dans le plus grand krach boursier de la place de Genève en 1995. Son enquête le conduit à publier son premier ouvrage sur la crise financière qui s'annonce : *Le krach des 40 banques* (Éd. du Félin, 1998). Préfacé par Paul Webster, à l'époque correspondant du bureau de Paris du quotidien d'information britannique *The Guardian*, son travail met à jour l'un des plus grands scandales financiers contemporains – dix-neuf milliards de francs de l'époque disparaissent en trois jours sans qu'aucune d'entre elles ne porte plainte !

Enquêtant sur le fonctionnement du groupe bancaire Crédit Agricole SA, il révèle un gigantesque détournement de fonds organisé au détriment des 5,7 millions de sociétaires propriétaires de la banque (*Le Crédit Agricole hors la loi ?* Éd. Carnot, 2001). Interdit à la diffusion en France jusqu'à l'entrée en Bourse du groupe bancaire et à la demande de ce dernier suite à une action judiciaire, le livre est traduit en russe et fait l'objet d'un film réalisé en 2002 avec la RTR, première chaîne d'État de la Fédération de Russie. À parution, près de 10 000 exemplaires du livre seront vendus en trois semaines.

Lors de la faillite du groupe Crédit Lyonnais, il décortique les liaisons entre dirigeants de banques, pouvoir politique et magistrature (*Crédit Lyonnais, la mascarade*, Éd. Carnot, 2003) qui permettent de classer rapidement et dans une opacité quasi totale la plus grande faillite d'une banque française à vocation internationale.

Jean-Loup Izambert est également l'auteur d'une succession d'enquêtes journalistiques sur le fonctionnement des organisations internationales du système onusien. Mené au cœur de l'actualité, cet important travail sera publié en trois parties au fil des événements et de ses investigations : *ONU, violations humaines* (Éd. Carnot, 2003), *Faut-il brûler l'ONU ?* (Éd. du Rocher, 2004) et *Trump face à l'Europe* (Éd. IS Édition, 2017).

Dans le même temps, à partir d'un fait divers survenu en 1990 en région parisienne, il remonte une filière de groupes terroristes présente en France. Cette enquête le conduit au Maroc (2007 à 2012), l'un des principaux points de passage des filières de recrutement de réseaux religieux musulmans. Il met à jour la complicité de cinquante-six dirigeants politiques et hauts fonctionnaires français au cœur de l'État avec ceux de groupes criminels. Il prouve par des documents inédits « *réservés aux autorités judiciaires et policières* » qu'il réussit à se procurer que ceux-ci ont tantôt protégé, tantôt soutenu des individus liés à ces groupes qui sèment la mort en Libye et en Syrie (*56 - Tome 1 : L'État français complice de groupes criminels* en 2015 et *56 - Tome 2 : Mensonges et crimes d'État* en 2017, Éd. IS Édition).

Il poursuit son enquête et fait de nouvelles révélations sur les liaisons dangereuses entre pouvoir politique, services de renseignements occidentaux et sociétés transnationales avec des groupes terroristes pour renverser des gouvernements et s'approprier les richesses de pays (*Trump face à l'Europe*, Éd. IS Édition).

Travaillant avec l'auteur polémiste Claude Janvier, il montre comment la crise sanitaire du SRAS-CoV-2 est utilisée par les dirigeants de l'Union européenne et français pour amener les peuples à accepter les conséquences de la crise économique et financière (*Le virus et le président*, Éd. IS Édition).

Plusieurs des reportages de Jean-Loup Izambert ont été publiés dans différentes langues (anglais, allemand, russe, finnois, italien) et deux de ses ouvrages ont été traduits en anglais et en russe.

DU MÊME AUTEUR

Le krach des 40 banques (Éd. Le Félin, 1998).

Le Crédit Agricole hors la loi ? (Éd. Carnot, 2001. Traduit en russe : Éd. RiaNovosti, 2002).

Crédit Lyonnais, la mascarade (Éd. Carnot, 2003).

ONU, violations humaines (Éd. Carnot, 2003. Traduit en anglais : Éd. Carnot USA Books, 2003).

Faut-il brûler l'ONU ? (Éd. du Rocher, 2004).

Les Démons du Crédit Agricole (avec Hugo Nhart, Éd. L'Arganier, 2005).

Pourquoi la crise ? (Éd. Amalthée, 2009).

Crimes sans châtiment (Éd. 20cœurs, 2013).

56 - Tome 1 : L'État français complice de groupes criminels (Éd. IS Édition, 2015).

56 - Tome 2 : Mensonges et crimes d'État (Éd. IS Édition, 2017).

Trump face à l'Europe (Éd. IS Édition, 2017).

Le virus et le président (avec Claude Janvier, Éd. IS Édition, 2020).

TABLE DES MATIÈRES

CE LIVRE VOUS A PLU ?

Aidez-nous à le faire connaître en prenant deux minutes pour laisser un commentaire sur le site Internet de la librairie où vous avez acheté le livre.

Grâce à ces quelques mots qui font toujours plaisir, vous encouragez les éditeurs indépendants et favorisez la diversité littéraire. Vous contribuez aussi à convaincre d'autres lecteurs de découvrir le livre et l'auteur.

D'avance merci pour votre aide !

Si vous le souhaitez, vous pouvez également nous rejoindre sur notre page Facebook pour suivre nos actualités !

Facebook.com/isedition

Dépôt légal : octobre 2021

ISBN (Livre) : 978-2-36845-291-2
ISBN (Ebooks) : 978-2-36845-292-9

Imprimé en France
FRHW010232021121
28892FR00001B/2

9 782368 452912